U0254950

四川省骨科医院医学文库

CHANGJIAN YUNDONG SUNSHANG DE
GONGNENG KANGFU

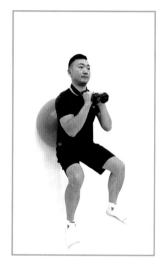

常见运动损伤的功能康复

主 编 罗小兵 虞亚明

四川科学技术出版社

图书在版编目（CIP）数据

常见运动损伤的功能康复 / 罗小兵, 虞亚明主编.

成都：四川科学技术出版社, 2024. 7. ——（四川省骨

科医院医学文库）. —— ISBN 978-7-5727-1368-2

Ⅰ. R873

中国国家版本馆CIP数据核字第2024YL5735号

四川省骨科医院医学文库

常见运动损伤的功能康复

主 编 罗小兵 虞亚明

出 品 人　程佳月
策划编辑　鄢孟君　刘 娟
责任编辑　罗 丽
校　 对　唐于力
封面设计　郑 楠
版式设计　杨璐璐
责任出版　欧晓春
出版发行　四川科学技术出版社
地　　址　四川省成都市锦江区三色路238号新华之星A座
　　　　　邮政编码：610023　传真：028-86361756
成品尺寸　168mm × 236mm
印　 张　18.5　字 数　370 千　插 页　4
印　 刷　成都金雅迪彩色印刷有限公司
版　 次　2024年7月第 1 版
印　 次　2024年11月第 1 次印刷
定　 价　158.00元
ISBN 978-7-5727-1368-2

常见运动损伤的功能康复 编委会

主　编　罗小兵　　虞亚明

编　委　李　彦　　王　标　　袁　正　　程远东
　　　　刘剑伟　　游亮亮　　胥龙飞　　许　杰
　　　　洪桥梅　　刘曦慧　　张　琳　　王　佳
　　　　王婧鲟　　冉　静　　周文琪　　虞多多
　　　　高丕明

编写秘书　袁　正　　李　彦

前 言

　　运动损伤是指从事体育运动所致的各种损伤，既有运动系统的，也有胸腹腔脏器和眼、耳、口、鼻等器官的损伤，但最常见的还是肌肉、骨骼的损伤。运动损伤最明显的特点是与运动项目密切相关，大家耳熟能详的跑步膝、网球肘、足球踝、游泳肩等伤病就是典型例子。有运动就难免有损伤，以前运动损伤的防治对象主要是运动员，近年来，随着健康中国战略的实施和全民健身运动的开展，参加体育运动的人越来越多，运动损伤的发生也越来越多见。这些损伤有的是急性发生，比如运动中的摔倒、碰撞、坠落造成的损伤；有些是慢性劳损，比如每天重复的跳跃、挥拍，扣球造成的膝痛、肩痛，它们严重地影响了人体的运动能力。为保障广大群众的健康，保障运动员在赛场上奋勇拼搏，加强运动损伤的预防和康复变得越来越重要。

　　我院（四川省骨科医院）是原国家体育总局直属的成都运动创伤研究所，长期服务于我国竞技体育，为无数优秀运动员防伤治病，助力他们一次一次地站上最高领奖台。我院医生被运动员们亲切地称呼为"手握半块金牌的人"。我院在60多年的临床实践中坚持"预防－临床－康复"三位一体的运动损伤诊疗模式，总结出"运动损伤三段

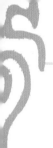

式康复体系"。它包含围手术期康复期、临床康复期和功能康复期三个阶段，每个阶段在评估的基础上有不同的目标和任务。第一阶段围手术期康复期包括了手术前后这段时间，主要在手术科室完成，康复目标是消肿止痛，尽量恢复关节活动。第二阶段临床康复期，主要在康复科完成，康复目标是消除临床症状，恢复日常生活活动能力，以被动治疗为主。第三阶段功能康复期，主要在运动医学科完成，以主动训练为主。这一阶段康复目标主要是增强身体机能，提升动作表现，使患者能够重返运动。简单点说，就是进一步康复，预防再次受伤。三段式康复不是一种新的康复手段和技术，而是我院探索出的一种新的康复理念和模式，其目标是重返健康、重返社会、重返运动。在不同的恢复期，有不同的康复目标，配合不同的康复手段，每个阶段各有侧重，又互相联系，进退有据。

运动损伤的治疗，不管是手术还是非手术，其最终目标都是重返运动。损伤后固定是治疗的重要手段，既让局部休息有利恢复，同时又没有产生新损伤的风险，所以临床上很多患者都被要求固定制动休息。但对运动员而言，制动会带来运动机能的快速下降，制动带来的组织粘连和功能受限会严重地影响运动员重返运动的目标，也极大地增加了再次受伤的风险。因此，对运动损伤的治疗来讲，尽快尽早开始动起来是非常必要的。这又带来了另一个问题——早期运动是有风险的，它可能造成新的损伤，旧伤未愈又添新伤那可是大忌。我院运动医学团队在全国率先开展中西医结合运动康复、运动损伤治未病（预防）的临床和科研工作，长期服务于国家队、各省市专业运动队，对运动损伤、运动性疲劳恢复具有丰富的临床经验。本书编写小组成员均为运动医学团队中的中青年骨干，领衔的罗小兵和虞亚明两位主编，是我国知名的运动康复专家，多年来，一直为我国优秀运动员保驾护航，是多届全运会、亚运会和奥运会的医疗保障专家。近10多年，编者团队在三段式康复体系中主要承担功能康复期的临床和科研工作，对早期如何动得安全、后期如何动得有效积累了丰富的临床经验；以功能测评（肌力、柔韧性、关节活动度、神经肌肉控制、运动心肺功能、体姿体态、步态分析等）为依据，通过分析判断功能性运动中出现的动作不对称、代偿性动作、动作不稳定来寻找运动中的"弱链接"；以运动干预为主要手段，配合中药外用、针灸、按摩、贴扎防护和其他理疗等，切实打通重返运动的"最后一公里"，让运动员安全快速重返赛场。

本书是编者团队对近年临床经验的总结，第一部分介绍了运动损伤康复的相关概念。第二部分讲述了急性运动损伤的诊断要点、伤情轻重缓急判断依据和严重损伤的现场急救技术。第三部分着重阐述了慢性运动损伤的诊断、鉴别诊断、功能测试与评估、治疗方案以及防护技术，对运动康复过程中的每一阶段都进行了详细描述，尤其对功能评估方法、功能康复训练内容做了详细说明，并配有相应图片，更有助于读者理解康复训练的内容和意图。

本书力求简单实用、可操作，希望为运动队医务人员、康复从业人员、运动康复专业学生等专业人群在肌肉骨骼系统检查、评估、功能康复方面提供指导；帮助教练员、运动员、运动爱好者了解常见急性运动损伤的现场正确处理方法，掌握一些常见慢性运动损伤的预防与康复方法，有效避免运动损伤的发生，提高运动能力。

由于编者编写水平有限，书中定有诸多欠缺和不妥之处，敬请国内外同行和广大读者批评指正，不胜感谢！

编者

2024 年 5 月

目 录

第 **1** 章　概　述

　　生命在于运动，运动可以提高机体心肺功能，保持肌肉力量（肌力），滑利关节；运动可以促进睡眠，增加社交，愉悦心情。运动是促进身心健康的一种良好手段，一直以来都受到人民群众的喜爱。国外提倡的"exercise is medicine（运动是良药）"理念推动了各种健身运动的开展，随着健康中国战略的推行，全民健身的热情更是日益高涨，各地如火如荼进行的马拉松比赛就是最好的证明。实际上，增进健康不一定需要多么剧烈的运动，即使是中等强度的体力活动也可获得健康效益。凡事都有两面性，就像药物既可以治病，又有副作用一样，运动同样如此。运动是良药，虽然可以促进身体健康，但是运动方式不对，运动时间和运动强度没安排好，会对身体造成伤害，甚至是严重损伤。总体来说，运动的健康效益是肯定的，其好处远远大于坏处。

第一节　运动损伤的概念

　　运动损伤往往定义为参加运动或锻炼时造成的身体组织损伤，这是从损伤发生的原因来定义运动损伤。提出运动损伤的概念，不仅是为了明确损伤的原因，更是为了指导运动损伤的治疗和康复，希望可以尽快、更好地恢复患者的运动功能，使其重返运动、重返赛场。因此，运动损伤的治疗手段和康复目标与一般创伤是不一样的。比如，一名篮球运动员下楼时扭伤了踝关节，其治疗和康复肯定是为了能尽快重返赛场，尽管不是运动时造成的损伤，但是必须按运动损伤进行治疗和康复。而一个普通人心血来潮去打了一次篮球，在运动中扭伤了踝关节，尽管是运动时受的伤，但他的治疗和一般创伤治疗没有区别。因此，运动损伤的概念从治疗目标来定义会更有临床意义，那就是伤后必须尽快、更好地恢复运动功能，以重返运动为目标的损伤称为运动损伤应该更合理。

第二节　运动康复的概念

运动康复由康复医学延伸并发展而来，它基于人体运动链理论、动作模式，强调康复训练整体观念，重视运动过程中多方位、多关节的联动作用，通过总体评估，针对功能障碍采用特殊设计的功能训练技术，促进患者的功能恢复，是康复医学与体育学交叉融合形成的一门新兴学科。

运动康复在我国作为一种治疗疾病的手段可追溯至汉代，马王堆汉墓出土的文物详细记载了五禽戏治疗疾病和强身健体的过程。运动康复被合理、合法引入医疗系统，并作为康复医学中的重要组成部分仅是半个多世纪的事情。近年来，北京奥运会、冬奥会的成功举办以及中共中央、国务院发布的《"健康中国2030"规划纲要》中指出：继续制定实施全民健身计划，普及科学健身知识和健身方法，推动全民健身生活化。加强体医融合和非医疗健康干预，建立运动处方库，推动形成体医结合的疾病管理与健康服务模式，发挥全民科学健身在促进健康、慢性病预防和康复等方面的积极作用，使得越来越多的人开始关注，如何通过体育运动来促进健康及伤病的康复，并积极有效地推动我国运动康复事业的发展。

第三节　运动损伤康复的要求与特点

随着全民科学健身理念的提出和人们健康意识的提高，参加体育运动的人数逐渐增加，运动技术难度、强度不断加大，人体各系统，特别是运动系统中骨关节的负荷也在逐步增加，而目前由于相关的运动损伤预防、保健知识普及不够，导致运动损伤的发病率逐年增加。从医学角度上来说，依据运动损伤的机制和症状，运动损伤可以分为急性运动损伤和慢性运动损伤两种。由于运动项目的不同，两者的比例、部位、严重程度也有所不同，但绝大部分伤病属于慢性运动损伤，其中，50%的慢性运动损伤是可以预防的。

慢性运动损伤通常是不需要卧床休息的，可以继续从事日常生活和工作，但必须根据损伤的类型、严重情况，适时调整运动内容，避免加重损伤或引起再次损伤。运动损伤的康复有其独特的要求和特点，其中急性运动损伤的治疗，是以减轻炎症、疼痛为主要目的，通常采用PRICE原则（保护、休息、冰敷、加压、抬高）以及针灸和其他理疗方法等。慢性运动损伤的康复，需根据人体运动链、动作模式和患者的运动需求，制订相应的运动处方来纠正错误的运动模式以及平衡运动链中的弱链与强链。制订运动处方时，具体要求如下。

（1）积极主动参与治疗：患者主动、自愿地参加治疗，通过积极主动锻炼，促进心理健康和躯体功能障碍的恢复。运动疗法带来的一系列对机体有利的影响，包括精神、神经、体液的调节，是其他被动治疗所不能比拟的。

（2）兼顾局部与全身：运动需要多块肌肉、多个关节和多个系统的共同参与，运动链上每一个环节的问题都可能影响运动表现。所以，运动疗法既要治疗和训练受伤的局部，也要针对运动链上的相对薄弱环节进行改善训练。同时兼顾局部和全身的康复训练，才能更好地促进受伤肢体的功能康复，以及预防新的损伤发生。

（3）个性化：根据患者年龄、性别、体能、个体运动兴趣、习惯和损伤导致的功能障碍来制订适合患者的方案。

（4）及时修订处方：根据机体对运动的适应情况，运动处方应及时进行调整。

第**2**章　急性运动损伤的诊治

运动中由于碰撞、击打、坠落等原因，急性运动损伤可以引起皮肤、肌肉、韧带、骨骼等的损害，也可引起肝、脾等内脏的损伤，出现出血、休克、瘫痪等严重后果，甚至导致死亡，所以必须引起足够重视。

第一节　严重急性运动损伤的现场处理

现代竞技运动越来越激烈，普通运动爱好者也不乏参加极限运动的热情，导致出现严重运动损伤的概率有所增加。在损伤发生的第一时间，及时、正确的现场处理是关系损伤预后和挽救生命的最重要因素。比如常见、多发的踝关节扭伤，如果现场能及时冷敷、加压包扎，不仅可以减轻疼痛，还可以大大加速后期的康复。如发生心搏骤停这样的严重损伤，现场如果处理不及时，轻则遗留脑功能损伤，重则危及生命。现场急救的第一原则是救命，尽快送医，减少转运中的继发损伤。

一、创伤性休克

创伤性休克是由于机体遭受暴力作用后，发生了重要脏器损伤、严重出血等情况，使患者有效循环血量锐减，微循环灌注不足；以及创伤后的剧烈疼痛、恐惧等多种因素综合形成的机体代偿失调的综合征。其临床表现有：面色苍白、四肢厥冷、冷汗淋漓，口唇、指端发绀，周身无力、表情淡漠或烦躁不安、呼吸短促、脉细数无力，出现昏迷、血压下降甚至不能测出等。创伤性休克多见于高山滑雪以及剧烈对抗性运动项目如拳击、橄榄球等。

1.诊断

（1）患者有严重创伤史。

（2）早期出现焦虑、烦躁、激动，进而表现为表情淡漠、反应迟钝、意识模糊甚至昏迷。

（3）皮肤苍白、发绀，四肢厥冷，脉搏细而快。

（4）低血压：收缩压＜ 90 mmHg[*]。

（5）呼吸困难、口唇发绀、呼吸浅快。

（6）休克时多因缺氧导致心律失常。

2.现场急救处理

（1）检查生命体征，若出现心跳、呼吸骤停，立即行心肺复苏。

（2）消除引起休克的原因：因活动性出血引起的休克，应立即止血；因压砸、撞击伤引起的休克则应立即做出相应处理。

（3）保持呼吸道通畅，避免气道阻塞引起窒息。

（4）吸氧：根据具体情况，给予持续吸氧或间断吸氧。

（5）注意保暖：可用暖水袋等装热水，放在患者的腋窝等处保暖，同时注意防止烫伤；夏季要做好防暑降温工作。

（6）抬高下肢：可屈髋、屈膝约30°，以增加回心血量。

（7）可针刺或掐人中、十宣、合谷、涌泉等穴位。

（8）立刻送往医院就诊。

二、颅脑损伤

颅脑损伤的症状主要与颅脑损伤的严重程度有关系。轻型颅脑损伤，大多数以脑震荡为主要表现，其症状主要包括头晕、头痛、恶心、呕吐、失眠、焦虑、乏力等；中型颅脑损伤，患者主要表现为癫痫发作、意识障碍、头痛剧烈、呕吐频繁、精神障碍等；重型颅脑损伤，其主要症状是昏迷，严重时还可以导致患者死亡。颅脑损伤多发生在拳击、高山滑雪等暴力对抗或有高处跌落风险的运动中。

---

* 1 mmHg ≈ 0.133 kPa。

1. 诊断

（1）患者有头部明显外伤史。

（2）出现头痛、恶心、喷射性呕吐、脉搏缓慢、血压增高、意识障碍等颅内压增高的症状和体征。

2. 现场急救处理

（1）检查生命体征。

（2）绝对卧床休息，一般将床头抬高20°，取仰卧位；休克者取平卧位；深昏迷和呕吐者取侧卧位，保持呼吸道通畅。

（3）禁食及补液。

（4）立刻送往医院就诊。

三、脊髓损伤

脊髓损伤指外伤等因素损害脊髓结构、功能，导致损伤平面以下肢体感觉、运动、自主神经功能丧失。脊髓损伤是一种具有突发性、意外性的严重创伤，具有高致残率、高病死率及高严重并发症发生率等特点，在暴力冲撞过程中常见，如高山滑雪、橄榄球等运动项目中。

1. 诊断

（1）患者有明显的外伤史。

（2）局部疼痛、肢体麻木、活动障碍、大小便失禁。

2. 现场急救处理

（1）检查生命体征，如并发休克、内脏损伤时，则应首先救治并发症，维持呼吸道通畅，维持生命体征平稳。

（2）临时固定：颈椎损伤选用充气式颈围，胸、腰椎损伤选择硬质担架或门板等将脊柱临时固定，采取3~4人平托法搬运伤者，切忌使用两人或一人抱起状的错误搬法。

（3）立刻送往医院就诊。

四、内脏损伤

在运动过程中躯干遭受撞击、被运动器具不慎击打以及摔倒时，内脏受到冲击而造成的内脏损伤，易发生严重、危急的并发症甚至死亡，须尽早诊断、抢救和抗休克治疗等。内脏损伤在一些暴力对抗、有高处跌落风险的运动项目中多见，如拳击、高山滑雪等。

1.诊断

（1）患者有明确外伤史。

（2）患者出现恶心、呕吐，腹部压痛、反跳痛，腹肌紧张、肠鸣音减弱或消失、体温升高、血压下降等症状。

（3）若出现低血压，必须考虑内出血的问题。

2.急救处理

（1）检查生命体征，对于内脏损伤引起的创伤性休克，应立即行心肺复苏、给氧，并保持呼吸道通畅。

（2）及时送往医院就诊，行相关检查，进一步了解实质脏器的损伤部位、程度及出血情况。

五、血管损伤

在运动中容易出现因身体撞击、运动器具不慎割伤造成血管损伤的情况，以四肢血管损伤较多，其后依次为颈部、骨盆部、胸部和腹部。血管损伤在滑冰、曲棍球等运动项目中多见。

1.诊断

（1）患者有明确外伤史。

（2）局部疼痛，远端皮肤苍白，皮温降低；伤肢肢端感觉麻木，肌肉麻痹。

（3）损伤肢体远端动脉搏动减弱或消失。

（4）闭合性骨折因内出血出现明显肿胀，有时可形成搏动性血肿；开放性损伤可见出血伤口。

2.现场急救处理

（1）检查生命体征，若出现心跳、呼吸停止，应立即行心肺复苏、给氧，并保持呼吸道通畅。

（2）毛细血管出血，可用无菌纱布块置于出血部位，加压包扎止血；静脉出血可顺血管走行压迫出血的远端或压迫出血伤口处；动脉出血为喷射状出血，在紧急情况下可先用手指压迫止血，或用止血带、绷带缠绕压迫止血，并注意全身情况变化。

（3）立刻送往医院就诊，行多普勒超声检查，进一步了解损伤程度。

六、骨折

骨折后的症状一般都比较严重，主要表现为疼痛、肿胀、皮下淤斑、活动受限、局部皮温升高、畸形、异常活动、骨擦音或骨擦感。运动中发生骨折的原因有以下几点：直接暴力，如踢足球时，小腿被踢伤发生的胫骨骨折；间接暴力，如摔倒时，手撑地导致的肱骨髁上骨折；牵拉力，如跑步时，发生的髂前上棘撕脱性骨折；疲劳性骨折，如长时间跑跳，发生的胫骨疲劳性骨折和跖骨骨折等。

1. 诊断

（1）患者有明显外伤史。

（2）局部存在疼痛、肿胀、功能障碍、压痛、畸形、骨擦音及异常活动。

（3）脊柱损伤，注意检查肢体的运动、感觉、反射，注意患者有无尿潴留、大小便失禁等。骨盆损伤注意有无大出血及明确实质性脏器损伤。

2. 现场急救处理

（1）检查生命体征，若出现心跳、呼吸停止，应立即行心肺复苏、给氧，并保持呼吸道通畅。

（2）局部处理，伤口出血者应止血；外露骨端及其他组织在未清创之前不宜还纳，可用纱布或厚棉垫包扎伤口；肢体骨折可用夹板、石膏或木板等临时固定以减少疼痛，防止损伤附近的血管、神经或脏器，便于搬运；脊柱骨折搬运时，躯干应平卧于木板或担架上。

（3）立即送医院行进一步处理。

七、关节脱位

关节脱位也称脱臼，是指构成关节的上下两个骨端失去了正常的位置，发生了错位，表现为关节处疼痛剧烈、关节的正常活动丧失、关节部位出现畸形。关节脱位多为暴力作用所致，以肩关节前脱位、肘关节后脱位最易发生，常发生于曲棍球、摔跤、体操等运动项目。

1. 诊断

（1）患者有明显的外伤史。

（2）局部疼痛、肿胀、关节畸形、功能障碍；可触及关节盂空虚，弹性固定。

2. 现场急救处理

（1）检查生命体征，如并发晕厥、休克、内脏损伤时，则应首先救治并发症，后处理关节脱位。

（2）若生命体征正常，应早期整复关节脱位。

（3）肢体固定：肩关节脱位可用三角巾悬吊，肘关节屈曲90°，前臂贴胸固定；肘关节脱位用石膏或托板固定于自然位；髋关节脱位用长木板置放于患者躯干及伤侧下肢外侧用绷带或多头带缠绕固定。

（4）立刻送往医院就诊，行X线检查明确脱位的类型、程度、移位方向及有无骨折。

八、皮肤挫裂伤

皮肤挫裂伤往往发生在有身体对抗的接触性运动中，如足球、篮球或棒球等项目，伤后可引起疼痛、淤血、肿胀与暂时性功能丧失。病理上皮肤挫裂伤的早期组织变化为血肿形成与炎症反应，其后由致密结缔组织的瘢痕取代血肿，与正常皮肤相比，瘢痕颜色、形状迥异，延展性差，既影响美观，也影响活动度。

1. 诊断

（1）患者有外伤史。

（2）皮肤可见创口，创口不规整，有出血。

2. 现场急救处理

（1）立即止血，通过现有物品进行加压包扎止血。

（2）若创口污染较重，现场及时碘伏冲洗消毒后加压包扎固定止血。

（3）立即送往医院行进一步处理。

第二节　各部位急性运动损伤的诊断与治疗

一、踝关节急性损伤

踝关节急性损伤是最常见的一种关节韧带损伤。多发生在篮球、足球、跳高、跳远等运动项目。多因行走、运动时路面不平或外伤导致踝关节超过正常活动度，使关节周围的软组织如关节囊、韧带、肌腱等发生损伤。踝关节急性损伤以踝关节韧带损伤和踝关节骨折为主。若治疗不当，轻者可能导致韧带松弛，引发习惯性扭伤，重者易并发创伤性关节炎，导致踝关节长期肿痛，严重影响日常活动。

（一）踝关节韧带损伤

踝关节周围韧带包括内侧三角韧带及外侧韧带复合体，外侧韧带复合体包括距腓前韧带、跟腓韧带、距腓后韧带三部分。由于踝关节解剖结构原因，踝关节外侧韧带最易受累，当足部过度跖屈内翻时，最易损伤距腓前韧带及跟腓韧带。而三角韧带的损伤常伴随踝关节骨折、距骨骨软骨损伤或下胫腓联合损伤等。

1. 诊断

1）病史与症状

（1）患者有外伤史或反复扭伤。

（2）踝关节外侧或内侧疼痛、肿胀、皮下瘀斑。

（3）踝关节内外翻时疼痛加重。

（4）严重患肢不能负重行走。

2）体格检查

（1）韧带走行区明显压痛。

（2）踝关节活动受限。

（3）前抽屉试验（+），距骨倾斜试验（+）。

3）影像学检查

（1）X线片：检查踝关节位置关系及是否存在骨折。

（2）计算机体层成像（CT）：进一步检查隐匿性骨折。

（3）磁共振(MRI)：可显示骨、软组织情况，用于检查肌腱、韧带及骨挫伤情况。

2. 治疗方案

1）非手术治疗

非手术治疗方案如下：

（1）保护、适当负重、冰敷、加压包扎和抬高患肢（POLICE原则）。

（2）肿痛明显者可口服非甾体抗炎药（NSAIDs）。

（3）可通过中医手法、针灸治疗行气通络、活血化瘀。

（4）根据局部肿胀、疼痛、粘连程度选择使用冷疗、超声波、短波、微波、激光治疗等。

（5）可短期（1～2周）制动或刚性支撑，可在支持带或肌内效贴（简称肌贴）的保护下尽早部分负重行走。

（6）恢复关节活动度、肌力和本体感觉。

非手术治疗适应证如下：

（1）稳定的踝关节外侧副韧带损伤，首选非手术治疗。

（2）Ⅰ级和Ⅱ级下胫腓联合韧带损伤伴功能正常的三角韧带和（后、下胫腓）韧带（PITFL）损伤通常采用非手术治疗。

2）手术治疗

手术治疗方案：略。

手术治疗适应证如下：

（1）韧带完全断裂后持续踝关节脱位。

（2）距腓前韧带、跟腓韧带同时断裂。

（3）保守治疗3～6月无效的患者。

（4）对功能要求较高且急于恢复运动水平的运动员应积极手术治疗。

（二）踝关节骨折

踝关节骨折是踝部较为常见的创伤。创伤机制多为扭转暴力与垂直暴力，占全身骨折的10%。踝关节骨折可分为单踝、双踝、三踝骨折、踝上骨折等。由于踝关节结构的复杂性及致伤因素的多样性，所以临床上踝关节骨折的表现形式多种多样。踝关节骨折分型常用Lauge-Hansen分型和Danis-Weber分型。Lauge-Hansen分型根据受伤时足部所处的位置、外力作用的方向及不同的创伤病理改变主要分为旋后－内翻型、旋后－外旋型、旋前－外翻型、旋前－外旋型、旋前－背屈型。Danis-Weber分型分A、B、C三型，此分型主要用于观察下胫腓韧带的稳定性。

1.诊断

1）病史与症状

（1）患者有明显足踝部外伤史。

（2）踝部有疼痛、肿胀及皮下瘀斑。

（3）踝关节功能障碍。

2）体格检查

（1）局部压痛明显，可扪及骨擦音。

（2）踝关节内翻或外翻畸形。

（3）踝关节活动受限。

3）影像学检查

（1）X线片：了解骨折类型及移位程度，检查范围应包括膝关节，以防止漏诊腓骨头骨折。

（2）CT：明确关节面损伤程度，当骨折较粉碎时，清楚显示骨块大小和位置。

（3）MRI：用于评估骨质异常、踝关节韧带及肌腱损伤、骨软骨病变、滑膜病变，以及了解相邻软组织及神经情况。

2. 治疗方案

1）非手术治疗

非手术治疗方案如下：

（1）保护、适当负重、冰敷、加压包扎和抬高患肢 (POLICE 原则)。

（2）肿痛明显者可口服非甾体抗炎药。

（3）对于无移位的踝关节骨折，使用短腿石膏或夹板固定 4 周。

（4）可通过中医手法、针灸治疗活血化瘀、消肿止痛。

（5）根据局部肿胀、疼痛、粘连程度选择使用冷疗，超声波、短波、微波、激光治疗等。

（6）固定期间进行踝周肌力训练。

（7）解除固定后，恢复踝关节功能（参见第 3 章相关内容）。

非手术治疗适应证如下：

（1）稳定、无移位骨折（单纯内踝或外踝）。

（2）无需反复整复即可达到并维持解剖复位的有移位骨折。

（3）全身或局部条件不能耐受手术。

2）手术治疗

手术治疗方案：略。

手术治疗适应证如下：

（1）开放性骨折。

（2）闭合复位后，内踝或外踝发生大于 2 mm 的移位。

（3）闭合复位后距骨与内踝间隙超过 3～4 mm。

（4）双踝或三踝骨折。

（5）陈旧性骨折超过 2 月，复位效果不佳。

（6）踝关节骨折合并下胫腓联合损伤。

（7）胫骨前后缘骨折，骨折块大于 1/4 关节面或关节内有游离骨折块。

（三）踝关节急性损伤的康复原则与要点

1. 康复原则

（1）保护受伤组织、防止再次损伤。

（2）减少关节积液和软组织水肿、进行疼痛控制、恢复关节正常活动范围。

（3）步态正常化、运动控制。

（4）恢复到伤前运动水平。

2. 康复要点

1）1周

（1）使用拐杖／固定靴。

（2）冰敷、加压包扎、抬高患肢。

（3）无负重、缓慢的踝周肌肉的静力性收缩训练。

（4）足部固有感觉运动训练（足趾抓毛巾训练、分趾训练）。

（5）坐姿平衡板／平衡垫本体感受训练。

（6）基于仪器的下肢强化训练。

2）2周

（1）继续局部保护固定。

（2）根据疼痛控制程度决定是否需要冰敷。

（3）较前一周增加渐进式平衡板／平衡垫训练。

（4）进一步下肢强化训练。

3）3周

（1）继续局部保护固定。

（2）逐步开始双侧地面站姿训练。

（3）踝关节韧带损伤者穿行走靴水平进行渐进式步行速度恢复。

（4）开闭链联合下肢肌力训练。

（5）本体感觉训练、平衡训练。

（6）踝部骨折继续进行膝、髋关节活动及肌力训练、踝周肌肉的静力性收缩训练。

4）4周

（1）疼痛控制可停止冰敷。

（2）踝关节韧带损伤带护踝进行步态正常化恢复。

（3）下肢联动肌力训练。

（4）踝部骨折根据骨折愈合情况决定外固定去除时间。

（5）逐步恢复承重，通过行走靴保护逐步恢复步行能力。

（6）恢复踝关节活动度训练。

（7）继续下肢联动肌力训练、本体感觉及平衡训练。

5）4周后

4周后康复参照第3章相关内容。

二、腰部急性损伤

在一些项目训练及比赛中需要做大量的翻转、转体动作，如单板滑雪、体操，易导致腰部突然受扭闪、牵拉等间接外力，引起腰部竖脊肌、腰方肌、腰大肌等拉伤，腰骶、骶髂关节错缝，棘上和棘间韧带撕裂，腰椎小关节错缝滑膜嵌顿等腰部急性损伤。

1. 诊断

1）病史与症状

（1）患者有明确急性外伤史。

（2）伤后腰痛剧烈，腰部肌肉僵硬，伤处局部压痛。

（3）咳嗽、打喷嚏时疼痛加重。

（4）腰椎生理曲度改变，可因疼痛导致侧弯。

（5）腰椎活动受限。

2）体格检查

（1）竖脊肌、腰方肌拉伤：弯腰和侧弯时疼痛，脊柱两旁可触及僵硬痉挛的肌肉，肌肉走行区压痛明显。

（2）腰大肌拉伤：伸腰和直腿屈髋时腰部疼痛，腰部无明显压痛点，患肢抗阻屈髋时腰部疼痛。

（3）腰椎小关节错缝滑膜嵌顿：伤后腰部疼痛剧烈，不敢后伸腰部，腰部呈僵直屈曲状，棘突和棘突旁有深压痛。

（4）棘上和棘间韧带损伤：腰部过伸、过屈均有疼痛，侧屈疼痛不明显，棘突、棘间压痛明显。

3）影像学检查

（1）X线片：一般无明显异常，可见腰椎生理曲度改变，可排除结构异常。

（2）CT及MRI：不作为常规检查，可用于治疗无效后进一步检查，以排除结构异常。

2. 治疗方案

（1）制动休息。

（2）口服非甾体抗炎药、肌肉松弛药（肌松药）等，外用氟比洛芬凝胶贴膏。

（3）腰部行推拿及针灸治疗。

（4）根据损伤情况选择使用超声波、红外线、微波、中频脉冲、激光治疗等。

（5）应用肌内效贴及腰部护具。

（6）进行低强度的治疗性锻炼。

三、膝关节急性损伤

膝关节损伤是各类跑跳训练及比赛中常遇到的急性损伤。膝关节急性损伤以膝关节前、后交叉韧带，内侧副韧带及髌内侧支持带损伤为主；在足球、篮球、武术、体操等运动项目中多见。

（一）前交叉韧带损伤

膝关节前交叉韧带（ACL）起自胫骨髁间棘前部，向后、上、外方穿关节腔附着于股骨外侧髁内侧面后部，可防止胫骨在股骨上过大地向前移位；运动中ACL多为非接触性损伤，大多数损伤发生在下肢落地、急停、扭转或者剪切运动时，常合并内侧副韧带及内侧半月板损伤，在篮球、足球、武术等运动项目中多见。

1. 诊断

1）病史与症状

（1）患者有膝关节受伤史，接触或非接触性屈膝扭转、跳起落地动作致伤。

（2）听到或觉察到膝关节响声。

（3）疼痛剧烈。

（4）受伤后快速出现膝关节肿胀。

（5）患膝难以承重，无法继续参加运动。

（6）伤后膝关节存在不稳感、"打软腿"。

2）体格检查

（1）患者可能有以下体征：浮髌试验阳性，拉赫曼（Lachman）试验阳性，前抽屉试验阳性，轴移试验阳性，KT–1000 / 2000测试仪双侧差值大于5 mm。

（2）如果未合并其他结构损伤，患者侧方应力试验阴性，台阶征（Step off）存在，后沉征阴性，后抽屉试验阴性，髌骨恐惧试验阴性。

3）影像学检查

（1）X线片：适用于发现骨折。阳性表现：关节肿胀；若有胫骨平台外侧撕脱骨折（Segond骨折），提示ACL损伤；若有胫骨止点撕脱骨折，提示ACL

胫骨止点撕脱。

（2）CT：适用于明确骨性游离体、骨折移位情况。

（3）MRI：诊断 ACL 断裂的首要影像检查；可见 ACL 信号异常、连续中断或走行异常；间接征象可伴发胫骨前移、外侧半月板后角外露、对吻征、骨外侧髁凹陷征、Segond 骨折等表现。

（4）彩色多普勒超声（彩超）：适用于连续评估关节积液情况。

2. 治疗方案

1）非手术治疗

非手术治疗方案如下：

（1）保护、适当负重、冰敷、加压包扎、抬高患肢（POLICE 原则）和使用非甾体抗炎药，治疗急性疼痛和肿胀。

（2）早期活血化瘀中药内服外用，必要时可关节穿刺抽出积血。

（3）尽早开始本体感觉训练。

（4）恢复膝关节的主、被动活动。

（5）股四头肌和腘绳肌力量锻炼（锻炼腘绳肌向后牵拉胫骨）。

（6）若有运动需求，早期可选用 ACL 铰链支具提高活动期间膝关节的稳定性。

非手术治疗适应证如下：

（1）单纯 ACL 断裂或不完全断裂，没有明显关节不稳定症状、没有合并伤，且预后要求较低的患者，可先用长腿石膏或支具固定患膝于伸直位。

（2）由于赛期安排、不愿意或暂时无法进行手术治疗的运动员，可先行非手术治疗。

2）手术治疗

手术治疗方案：略。

手术治疗适应证如下：

（1）运动员和有高强度运动需求的人群。

（2）膝关节多条韧带损伤、合并半月板损伤或骨折情况复杂的患者。

（3）患者经积极保守治疗后仍存在关节不稳定、行走不稳等情况时。

（二）后交叉韧带损伤

膝关节后交叉韧带（PCL）起于胫骨上端髁间隆起后部，向上、前、内方止于股骨内髁外侧面的前部，可防止胫骨过大地向后移位；其受损多由暴力撞击或过度伸膝所致。在运动过程中，膝关节屈曲位摔倒直接冲撞胫骨近端，易出现

PCL损伤。

1.诊断

1）病史与症状

（1）患者有膝关节受伤史,屈曲时胫骨前方受到向后的冲击或用力过伸致伤。

（2）声响、疼痛、肿胀、活动受限与ACL损伤相似。

（3）患者较少主诉有不稳感。

2）体格检查

（1）关节肿胀积液明显。

（2）Step off消失,后沉征阳性,后抽屉试验阳性。

（3）Lachman试验阴性,前抽屉试验阴性,侧方应力试验阴性,髌骨恐惧试验阴性。

3）影像学检查

（1）MRI：诊断PCL断裂的首要影像检查；可见PCL信号异常、连续性中断或走行异常；间接征象可伴发胫骨后移、胫骨和股骨前方骨髓水肿。

（2）X线片：适用于发现一般骨折、撕脱骨折。阳性表现：关节肿胀、胫骨后沉；若有胫骨止点撕脱骨折,提示PCL胫骨止点撕脱。

（3）CT：适用于明确骨性游离体、骨折移位情况。

（4）彩超：适用于评估关节积液情况。

2.治疗方案

1）非手术治疗

非手术治疗方案如下：

（1）保护、适当负重、冰敷、加压包扎、抬高患肢和使用非甾体抗炎药,治疗急性疼痛和积液。

（2）患肢伸直位石膏制动2~3周,胫骨下方垫衬垫对抗重力。

（3）固定期间可间断取俯卧位被动屈曲维持关节活动度。

（4）通过静力收缩、直腿抬高、部分负重、电刺激等加强股四头肌肌力训练。

（5）3个月内避免腘绳肌抗阻力量练习。

（6）一般不建议过早恢复高强度运动,直至股四头肌肌力完全恢复及临床检查明确治疗结束再恢复高强度运动。

非手术治疗适应证如下：

（1）所有患者最初均应采用非手术方式进行治疗,以减轻疼痛和肿胀,增加关节活动度。

（2）当 PCL 断裂为部分断裂，胫骨后移为 3 ~ 7 mm，且不合并其他关节内结构损伤，可选择非手术治疗。

（3）由于赛期安排、不愿意或暂时无法进行手术治疗的运动员，可先行非手术治疗。

2）手术治疗

手术治疗方案：略。

手术治疗适应证如下：

（1）PCL 完全断裂，胫骨后移 8 mm 以上。

（2）撕脱骨折，或 PCL 损伤伴其他韧带和半月板损伤。

（三）内侧副韧带损伤

膝关节内侧副韧带（MCL）呈宽三角形，基底向前，尖端向后，起于股骨内上髁，向下移行为前纵部、后上斜部、后下斜部三部，分别止于胫骨上端内面、胫骨内侧关节边缘、胫骨髁后缘，并和内侧半月板相连。MCL可防止膝关节过度外翻，对维持膝关节稳定起重要作用。当膝关节半弯时（130°~ 150°），韧带松弛，关节不稳定，此时如突然发生小腿外展外旋或小腿固定，大腿急剧内收内旋，最易使MCL损伤。膝关节内侧副韧带损伤可以分为3度，检查时要在0°和屈曲20°~ 30° 时进行应力试验。Ⅰ度：应力试验时引起疼痛，但不稳定程度很低，关节间隙张开5 mm（或5°）以内。Ⅱ度：应力试验时韧带的不全撕裂更重，明显松弛，关节间隙张开5 ~ 10 mm（或5°~ 10°），有明确的活动终止点。Ⅲ度：完全撕裂，关节间隙张开10 mm（或10°）以上，侧方应力时无明确活动终止点。

1.诊断

1）病史与症状

（1）患者有膝关节外翻或旋转受伤史。

（2）膝关节内侧疼痛。

2）体格检查

（1）外翻应力试验阳性，出现疼痛和（或）松弛。

（2）膝关节屈伸活动受限。

（3）内翻应力试验阴性，Lachman 试验阴性，前、后抽屉试验阴性，Step off 存在，后沉征阴性，髌骨恐惧试验阴性。

3）影像学检查

（1）MRI：诊断MCL断裂的首要影像检查；可见MCL信号异常、连续性中断，股骨外侧髁骨髓水肿。

（2）X线片：适用于排除撕脱性骨折。

（3）CT：适用于明确骨性游离体、骨折移位情况。

（4）彩超：适用于评估关节积液。

2.治疗方案

1）非手术治疗

非手术治疗方案如下：

（1）保护、适当负重、冰敷、加压包扎、抬高患肢和使用非甾体抗炎药，治疗急性疼痛和积液。

（2）中药治疗和理疗。

（3）早期运动时用护具保护膝关节。

非手术治疗适应证如下：

（1）Ⅰ度和Ⅱ度单纯MCL损伤通常进行非手术治疗。

（2）损伤初期均应采用非手术方式进行治疗，以减轻疼痛和肿胀，增加关节活动度。

2）手术治疗

手术治疗方案：略。

手术治疗适应证如下：

（1）MCL联合ACL损伤。

（2）完全性MCL撕脱骨折。

（3）MCLⅢ度损伤侧方松弛，明显影响运动者。

（4）非手术治疗失败者。

（四）髌骨一过性脱位

髌骨一过性脱位是一种常见于年轻人的运动损伤，表现为髌骨向外侧脱位后可自行复位，常合并髌骨、股骨滑车软骨损伤以及髌骨内缘撕脱性骨折；在运动过程中膝关节急性屈曲外翻时多见。

1.诊断

1）病史与症状

（1）患者有膝关节受伤史，屈膝外翻或旋转动作致伤。

（2）髌周疼痛明显。

（3）短时间内膝关节迅速肿胀。

2）体格检查

（1）髌内侧支持带走行区压痛。

（2）浮髌试验阳性，髌骨恐惧试验阳性，"J"形征可能阳性。

（3）膝关节屈伸活动受限。

（4）Lachman 试验阴性，前、后抽屉试验阴性，Step off 存在，后沉征阴性，侧方应力试验阴性，半月板弹响试验（McMurray 试验）阴性。

3）影像学检查

（1）MRI：诊断髌骨一过性脱位的首要影像检查；可见大量关节积液，髌内侧支持带信号异常、连续性中断或弯曲，髌骨外侧、股骨外侧髁骨髓水肿；注意观察有无软骨骨折及骨片脱落。

（2）X 线片：轴位观察髌骨位置，是否半脱位或脱位；排除撕脱性骨折；侧位测量髌骨位置是否为高位髌骨。

（3）CT：适用于明确骨性游离体、骨折移位情况，急性期轴位片困难，CT 可清楚显示有无骨折和股骨髁是否发育异常。

（4）彩超：适用于评估关节积液情况。

2. 治疗方案

1）非手术治疗

非手术治疗方案如下：

（1）保护、适当负重、冰敷、加压包扎、抬高患肢和使用非甾体抗炎药，治疗急性疼痛和积液。

（2）关节大量积血时可行关节穿刺抽出积血。

（3）可佩戴支具（选用有髌骨固定作用的护膝），鼓励负重。

（4）物理治疗恢复膝关节活动度，控制疼痛、肿胀。

（5）膝周肌力恢复训练。

（6）步态训练。

非手术治疗适应证如下：

（1）初次脱位通常进行非手术治疗。

（2）脱位复位后均应采用非手术方式进行治疗，以减轻疼痛和肿胀，恢复膝关节屈伸活动度。

2）手术治疗

手术治疗方案：略。

手术治疗适应证如下：

（1）髌骨一过性脱位伴有软骨骨折游离体。

（2）非手术治疗无效。

（3）复发性髌骨脱位，髌骨不稳定。

（五）膝关节损伤急性期的康复原则与要点

1. 康复原则

（1）保护受伤结构、防止再受伤。

（2）早期缓解疼痛、肿胀，恢复关节活动度。

（3）非骨折患者建议早期恢复伤肢承重。

（4）步态及日常生活水平维持。

2. 康复要点

1）1周

（1）使用拐杖/锁定支具/护膝。

（2）休息、冰敷、加压包扎、抬高患肢。

（3）无负重、无剪切力的屈伸关节活动训练（可持续被动运动辅助）。

（4）踝泵、股四头肌静力收缩训练。

（5）髋周肌群肌力训练。

2）2周

（1）移动受伤肢体时使用锁定支具/护膝。

（2）非骨折伤肢逐步恢复承重。

（3）关节活动度主、被动恢复训练。

（4）冰敷、加压包扎、抬高患肢控制肿胀。

（5）支具保护下的膝周闭链训练。

（6）本体感觉、角度重现训练。

3）3周

（1）冰敷、加压包扎、抬高患肢控制肿胀。

（2）非骨折伤肢可完全承重。

（3）非骨折患者去除锁定支具，恢复自主步行。

（4）关节活动度主、被动恢复训练。

（5）开闭链联合膝周肌力训练。

（6）下肢负重训练。

（7）本体感觉、平衡训练。

4）4 周

（1）冰敷、加压包扎、抬高患肢控制肿胀。

（2）步态纠正练习。

（3）关节活动度主、被动恢复训练。

（4）日常生活坐、站及上下楼功能训练。

（5）下肢联动肌力训练。

（6）本体感觉、平衡训练。

5）4 周后

4 周后康复训练参照第 3 章相关内容。

四、上肢急性损伤

一些对抗性以及上肢重复挥鞭类运动项目，如拳击、柔道、橄榄球、排球，易引起不同程度的上肢急性损伤，包括皮肤挫裂、肌肉拉伤、关节脱位等。下文以肩关节脱位为例进行讲述。

肩关节由肱骨头与肩胛骨的关节盂组成，其关节囊的下壁没有肌腱和韧带加强，最为薄弱，故最易发生前下方脱位，肱骨头从下壁脱出。肩关节脱位由间接暴力或直接暴力引起，以间接暴力居多。如运动过程中跌倒，肩关节处于上臂外展位，手或肘着地时，外展与外旋力量同时作用于肱骨头，造成前侧关节囊、韧带和盂唇的损伤，肱骨头滑向肩胛盂的前侧或前下侧。

1. 诊断

1）病史与症状

（1）患者有明确的肩关节外伤史。

（2）肩部疼痛、肿胀、功能障碍，肩关节弹性固定。

2）体格检查

（1）可有方肩畸形及肩峰下空虚，可在喙突下、腋窝处或锁骨下触到脱位的肱骨头。

（2）杜加（Dugas）征阳性，直尺试验阳性。

3）影像学检查

（1）X 线片：常用肩关节正位、穿胸位来拍摄 X 线片，可确定肩关节是否脱位及脱位类型，可明确是否合并骨折。

（2）CT：能准确显示出肱骨头脱出的方向，可精准测量肱骨头压缩的面积或肩胛盂损伤的程度。

（3）MRI：可全面评估盂唇、关节囊、盂肱后韧带和肩袖的损伤程度。

2. 治疗方案

1）非手术治疗

非手术治疗方案如下：

（1）保护、适当负重、冰敷、加压包扎和抬高患肢。

（2）肿痛明显者可口服非甾体抗炎药。

（3）前臂吊带悬吊制动3周。

（4）可通过中医手法、针灸治疗以行气止痛、活血化瘀。

（5）根据局部肿胀、疼痛、粘连程度选择使用冷疗、超声波、微波、激光、干扰电治疗等。

（6）使用滑轮、训练棒、滑墙、滑板等方法逐渐回归主动活动。

（7）逐步加强肩关节运动控制。

非手术治疗适应证如下：

（1）首次脱位。

（2）不伴有严重的肩袖撕裂或盂唇损伤。

（3）肩关节稳定性良好。

2）手术治疗

手术治疗方案：略。

手术治疗适应证如下：

（1）手法复位治疗失败。

（2）合并神经、血管损伤，临床症状明显者。

（3）合并肱二头肌长头腱滑脱、肱骨近端骨折复位不成功或复位后骨折仍有明显移位、复位后不稳定者。

（4）持续的运动痛或患者渴望运动但有疼痛伴关节不稳者。

（5）复发性肩关节脱位者。

3. 肩关节脱位急性期的康复原则与要点

1）康复原则

（1）保护受伤结构、防止再受伤。

（2）早期缓解疼痛、肿胀，恢复关节活动度。

（3）正确应用手法治疗技术和康复训练，以促进盂肱关节活动性的静态平衡。

（4）提高肩关节的动态稳定性。

（5）恢复到伤前运动水平。

2）康复要点

（1）1 周

① 悬吊固定。

② 休息、冰敷、使用非甾体抗炎药。

③ 上肢静力性收缩训练。

④ 在可承受范围内行下肢力量训练。

（2）2 周

① 维持关节活动度。

② 无痛范围内主动活动 / 辅助主动活动。

③ 在可承受范围内行全身力量训练 / 下肢力量训练。

④ 本体感觉、神经肌肉控制训练。

（3）3 周

① 三角肌 / 肩袖等长收缩训练。

② 肱骨头控制训练。

③ 闭链干扰训练。

（4）4 周

① 肩胛骨稳定性训练 / 力量训练（渐进式抗阻训练）。

② 肩胛骨平面外展训练（在可承受范围内行渐进式抗阻训练）。

③ 按需进行可承受范围内全身力量训练/全上肢力量训练/全下肢力量训练。

（5）4 周后

4 周后康复训练参照第 3 章相关内容。

第**3**章 慢性运动损伤的诊治与康复

第一节　脊柱常见慢性运动损伤

　　脊柱为人体的中轴骨骼，是身体的支柱，有负重、减震、保护和运动等功能。脊柱分为颈、胸、腰、骶及尾五段，上段长，能活动，好似支架，悬挂着胸壁和腹壁；下段短，比较固定，所受的身体重量和震荡即由此传达至下肢。脊柱由脊椎骨及椎间盘构成，是一个相当柔软又能活动的结构，能够承受挤压、牵拉、弯曲、旋转等应力。随着运动载荷的变化，脊柱的形状可发生相当大的改变。脊柱上端承托头颅，胸部与肋骨围成胸廓。上肢借助肱骨、锁骨和胸骨以及肌肉与脊柱相连，下肢借助骨盆与脊柱相连。人在立正姿势时，身体的垂直重力线经过颈椎体的后方，在第 7 颈椎（C_7）和第 1 胸椎（T_1）处通过椎体，经胸椎前下降，再于胸腰结合部越过椎体，经腰椎后方并穿过第 4 腰椎（L_4）至骶骨岬再经骶骨前方、骶髂关节而传至下肢。上下肢的各种活动，均通过脊柱调节，保持身体平衡。

　　脊柱的四个生理弯曲使脊柱如同一个弹簧，能增加缓冲震荡的能力，加强姿势的稳定性；椎间盘也可吸收震荡，在剧烈运动或跳跃时，可防止颅骨、大脑受损伤，脊柱与肋骨、胸骨和髋骨分别组成胸廓和骨盆，对保护胸腔和盆腔脏器起到重要作用。脊柱除支持和保护功能外，还有灵活的运动功能。虽然在相邻两椎骨间运动范围很小，但多数椎骨间的运动累积在一起，就可进行较大幅度的运动，其运动方式包括屈伸、侧屈、旋转和环转等。但脊柱各段的活动度不同，这与椎间盘的厚度、椎间关节的方向等制约因素有关。尾椎固定，没有活动度，骶椎几乎没有活动度，胸椎活动范围较小，颈椎和腰椎则比较灵活。

脊柱背侧主要为肌肉，脊柱周围的肌肉可以发动和承受作用于躯干的外力。直接作用于腰背部脊柱的肌肉有背肌、腰肌。背肌分浅层和深层：浅层有背阔肌、下后锯肌；深层有骶棘肌、横突棘肌、横突间肌、棘突间肌，腰肌包括腰方肌和腰大肌。间接作用于腰背部脊柱的肌肉有腰前外侧壁肌、臀大肌、臀中肌、臀小肌、股二头肌、半腱肌及半膜肌等。由于脊柱的力学改变或动力平衡失调，如椎体错位或骨盆的旋转引起脊柱的生物力学平衡失调，均会引起相关病症。

1. 功能解剖

脊柱由 26 块脊椎骨组成，即 24 块椎骨（颈椎 7 块、胸椎 12 块、腰椎 5 块）、1 块骶骨、1 块尾骨，由于骶骨由 5 块骶椎构成，尾骨由 3～4 块尾椎组成，正常脊柱也可以说是由 32～33 块骨组成。脊柱具有保护脊髓，参与胸腔、腹腔及盆腔的构成，支持体重等功能；同时也是许多骨骼肌的附着点，可进行广泛的活动。脊柱有三个方向的活动度，包括屈伸、侧屈、回旋。脊柱的椎体间通过前纵韧带、后纵韧带和椎间盘连接。前纵韧带内层纤维与椎间盘外层纤维和椎体的骺环相连，有防止脊柱过度后伸的作用；后纵韧带与椎间盘纤维环及椎体上下缘紧密连接，而与椎体结合较为疏松，有限制脊柱过度前屈的作用。椎间盘分为中央部的髓核和周围部的纤维环，髓核易向后外侧突出或脱出，突入椎管或椎间孔，压迫脊髓或脊神经，引起一系列临床症状。脊柱周边肌肉分类最多、最复杂，从位置上看分别位于脊柱背侧、前侧、外侧。前侧肌肉有颈长肌、头长肌、头前直肌和头侧直肌等，它们的作用是一侧收缩，头屈向同侧，双侧收缩，头前屈。外侧肌肉有前、中、后斜角肌，腰大肌、腰小肌、腰方肌。后群肌肉分为浅层、中层、深层，浅层有斜方肌、背阔肌等；中层有上后锯肌、下后锯肌、肩胛提肌、菱形肌等；深层有长肌和短肌等。维持脊柱正常曲度及运动的三大系统分别为被动系统（静力平衡）、主动系统（动力平衡）、神经控制系统，三大系统相互代偿，相互影响。

2. 功能测试与评估

1）肌力

肌力测试与评估见图 3-1-1～图 3-1-8。

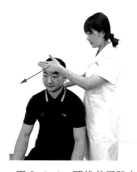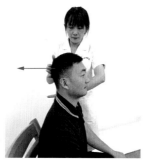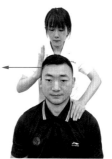

图 3-1-1　颈椎前屈肌力　　图 3-1-2　颈椎后伸肌力　　图 3-1-3　颈椎侧屈肌力

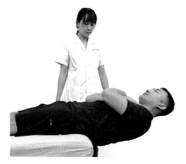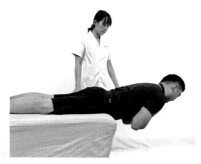

图 3-1-4　腹肌耐力　　　　　　　图 3-1-5　背肌耐力

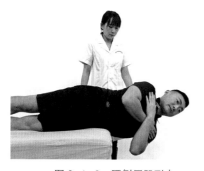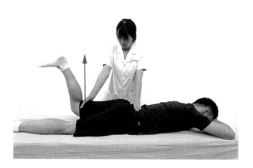

图 3-1-6　腰侧屈肌耐力　　　　　图 3-1-7　髋后伸肌力

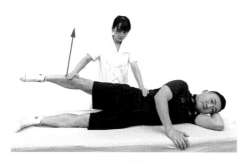

图 3-1-8　髋外展肌力

2）关节活动度

关节活动度测试与评估见图 3-1-9 ～图 3-1-21。

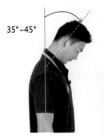
图 3-1-9　颈椎前屈活动度

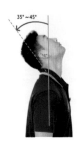
图 3-1-10　颈椎后伸活动度

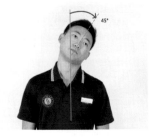
图 3-1-11　颈椎侧屈活动度

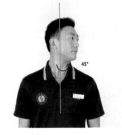
图 3-1-12　颈椎旋转活动度

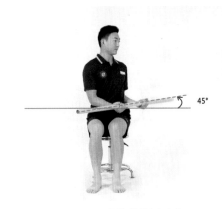
图 3-1-13　胸椎旋转活动度

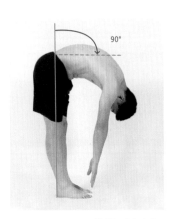
图 3-1-14　腰椎前屈活动度

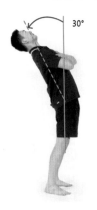
图 3-1-15　腰椎后伸活动度

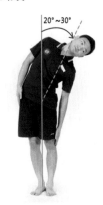
图 3-1-16　腰椎侧屈活动度

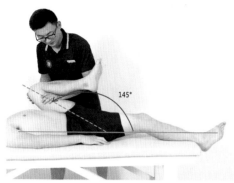

图 3-1-17　髋前屈活动度　　　　　图 3-1-18　髋后伸活动度

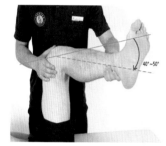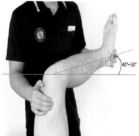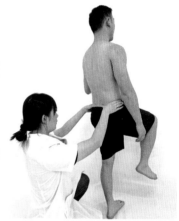

图 3-1-19　髋外旋活动度　　图 3-1-20　髋内旋活动度

图 3-1-21　骶髂关节活动度

3）柔韧性

柔韧性测试与评估见图 3-1-22 ～图 3-1-31。

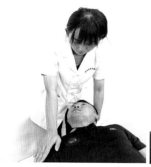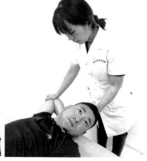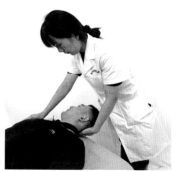

图 3-1-22　上斜方肌柔韧性　图 3-1-23　肩胛提肌柔韧性　图 3-1-24　胸锁乳突肌柔韧性

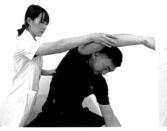
图 3-1-25　腰方肌柔韧性

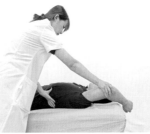
图 3-1-26　背阔肌柔韧性

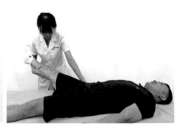
图 3-1-27　髋内收肌群柔韧性

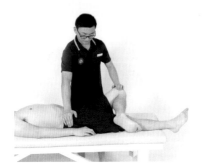
图 3-1-28　"4"字试验

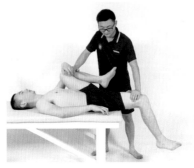
图 3-1-29　改良托马斯试验

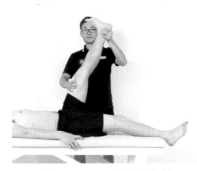
图 3-1-30　腘绳肌柔韧性

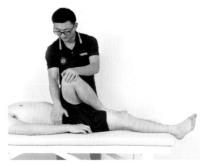
图 3-1-31　臀大肌柔韧性

4）稳定性

旋转稳定性测试与评估见图 3-1-32。

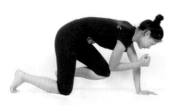
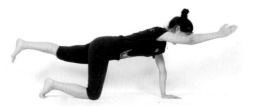
图 3-1-32　旋转稳定性

5）呼吸模式

呼吸模式评估见图 3-1-33。

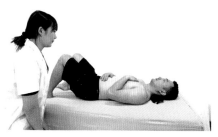

图 3-1-33 呼吸模式

6）动作模式

动作模式评估见图 3-1-34 ~ 图 3-1-40。

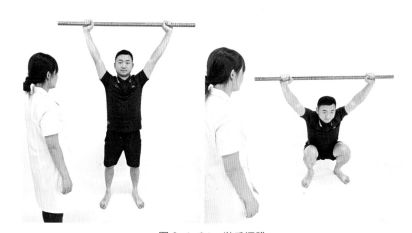

图 3-1-34 举手深蹲

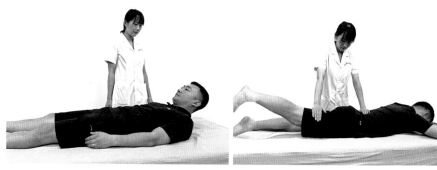

图 3-1-35 颈屈曲　　　　　　　　图 3-1-36 俯卧伸髋

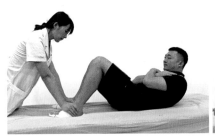
图 3-1-37　屈膝卷腹

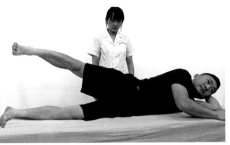
图 3-1-38　髋外展

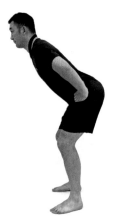
图 3-1-39　腰椎 - 骨盆节律

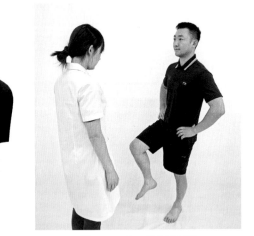
图 3-1-40　臀中肌试验

7）其他

其他姿势见图 3-1-41 ～ 图 3-1-44。

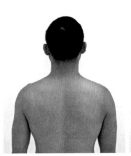
图 3-1-41　头颈部姿势

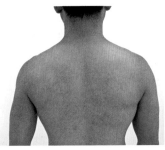
图 3-1-42　胸背部姿势

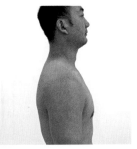
图 3-1-43　肩背部姿势

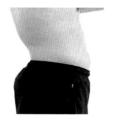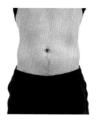

图 3-1-44　髋腰椎 – 骨盆姿势

3. 热身技术

1）动态拉伸

动态拉伸见图 3-1-45 ~ 图 3-1-53。

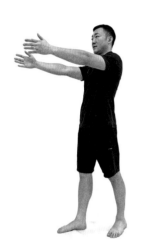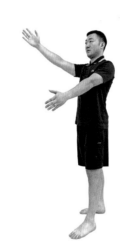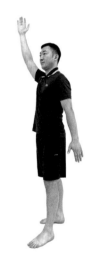

图 3-1-45　前后摆手

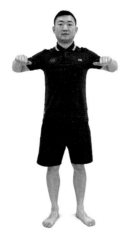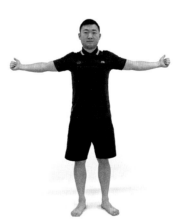

图 3-1-46　外展扩胸

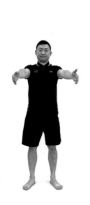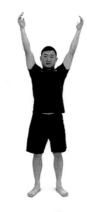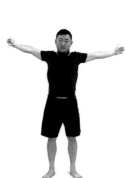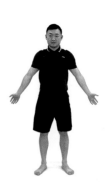

图 3-1-47　前后转肩

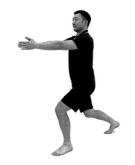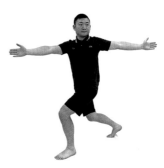

图 3-1-48　弓步转身

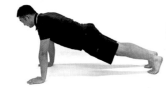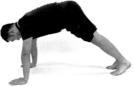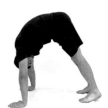

图 3-1-49　手足前走

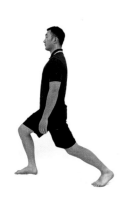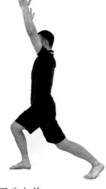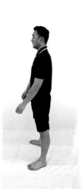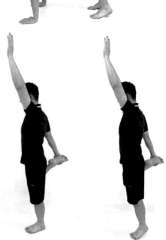

图 3-1-50　弓步向前　　　　图 3-1-51　提踵抬腿向前走

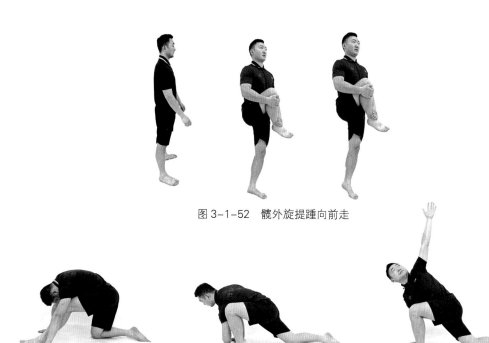

图 3-1-52　髋外旋提踵向前走

图 3-1-53　弓步体前屈

2）肌肉激活

肌肉激活见图 3-1-54 ~ 图 3-1-59。

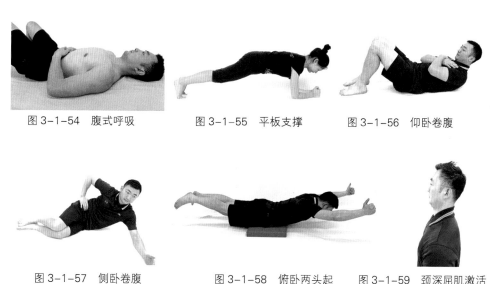

图 3-1-54　腹式呼吸　　　　图 3-1-55　平板支撑　　　　图 3-1-56　仰卧卷腹

图 3-1-57　侧卧卷腹　　　　图 3-1-58　俯卧两头起　　　图 3-1-59　颈深屈肌激活

4. 康复训练

1) 改善关节活动度的训练

（1）拉伸训练：相关训练见图 3-1-60 ~ 图 3-1-74。

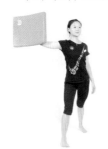
图 3-1-60　胸大肌拉伸

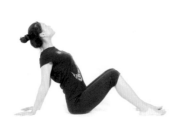
图 3-1-61　三角肌前束拉伸

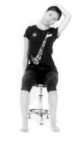
图 3-1-62　斜方肌上束拉伸

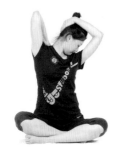
图 3-1-63　肩胛提肌拉伸

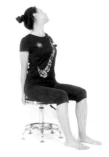
图 3-1-64　斜角肌拉伸

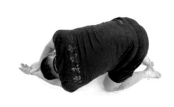
图 3-1-65　背阔肌拉伸

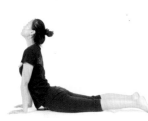
图 3-1-66　腹肌拉伸

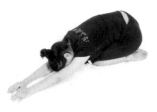
图 3-1-67　竖脊肌拉伸

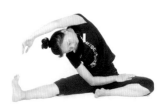
图 3-1-68　腰方肌拉伸

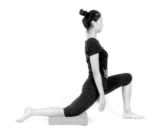
图 3-1-69　髂腰肌拉伸

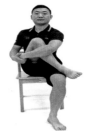
图 3-1-70　臀大肌拉伸

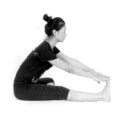
图 3-1-71　腘绳肌拉伸

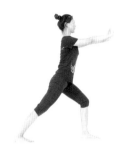
图3-1-72　小腿三头肌拉伸

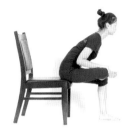
图3-1-73　梨状肌拉伸

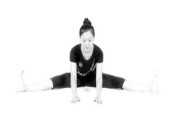
图3-1-74　髋内收肌群拉伸（直膝位）

（2）肌筋膜松解：相关训练见图 3-1-75 ～图 3-1-79。

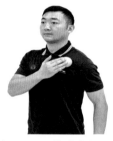
图3-1-75　筋膜球滚压胸大、小肌

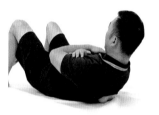
图3-1-76　花生球滚压胸椎椎旁肌

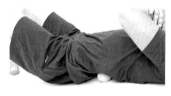
图3-1-77　花生球滚压腰椎椎旁肌

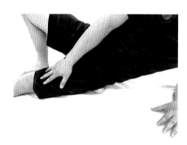
图 3-1-78　筋膜球滚压臀中、小肌

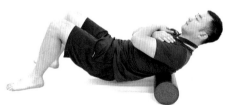
图 3-1-79　泡沫轴滚压竖脊肌

（3）主动关节活动训练：相关训练见图 3-1-80 ～图 3-1-83。

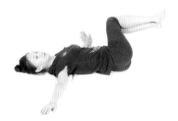
图 3-1-80　仰卧位胸椎旋转训练

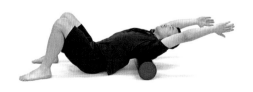
图 3-1-81　仰卧位胸椎伸展训练

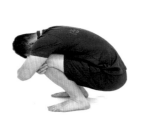 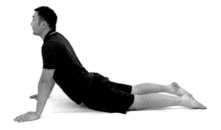

图 3-1-82　脊柱屈曲训练　　　　图 3-1-83　脊柱伸展训练

2）肌力训练

肌力训练见图 3-1-84 ~ 图 3-1-107。

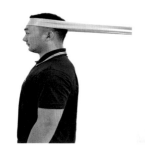 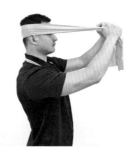 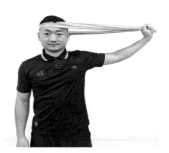

图 3-1-84　弹力带抗阻颈前屈　图 3-1-85　弹力带抗阻颈后伸　图 3-1-86　弹力带抗阻颈侧屈

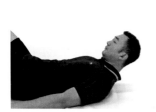 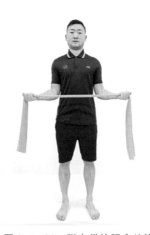 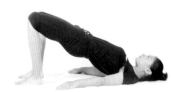

图 3-1-87　颈深屈肌训练　　　图 3-1-88　弹力带抗阻肩外旋　　　图 3-1-89　臀桥

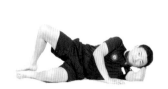
图 3-1-90　蚌式开合

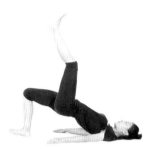
图 3-1-91　单腿臀桥

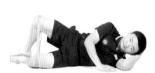
图 3-1-92　弹力带抗阻蚌式开合

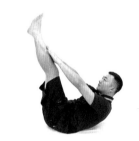
图 3-1-93　仰卧抬腿卷腹

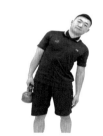
图 3-1-94　哑铃腰侧屈

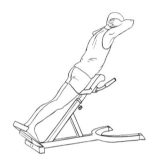
图 3-1-95　山羊挺身

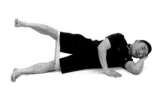
图 3-1-96　弹力带抗阻侧卧外侧抬腿

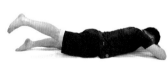
图 3-1-97　弹力带抗阻后侧抬腿

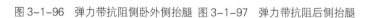

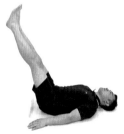
图 3-1-98　下卷腹

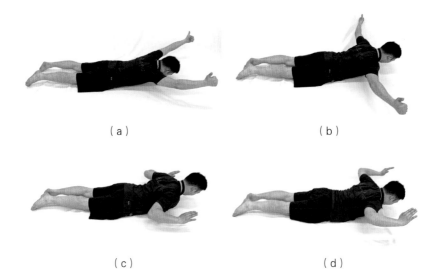

（a）　　　　　　　　　　　　　　　（b）

（c）　　　　　　　　　　　　　　　（d）

图 3-1-99　俯身训练

注：（a）Y训练；（b）T训练；（c）W训练；（d）L训练。

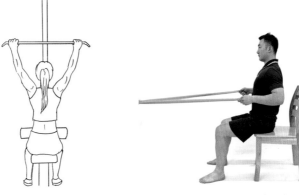

图 3-1-100　高位下拉　　　　　　　图 3-1-101　坐位划船

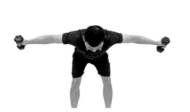　　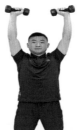　　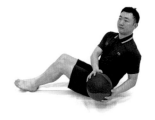

图 3-1-102　哑铃飞鸟　　　图 3-1-103　哑铃推举　　　图 3-1-104　俄罗斯转体

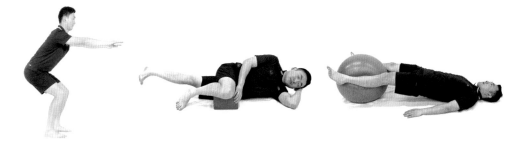

图 3-1-105　半蹲　　　　　图 3-1-106　侧卧内侧抬腿　　　　图 3-1-107　仰卧夹瑜伽球

3）协调与稳定性训练

（1）核心稳定训练、运动控制训练见图 3-1-108 ~ 图 3-1-117。

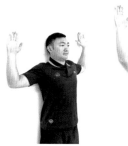

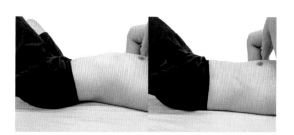

图 3-1-108　倚墙滑动　　　　　　　　　图 3-1-109　骨盆时钟运动

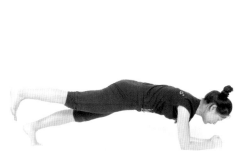

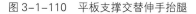

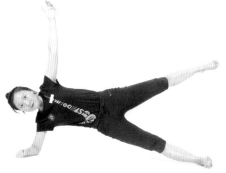

图 3-1-110　平板支撑交替伸手抬腿　　　　图 3-1-111　侧支撑外展抬腿

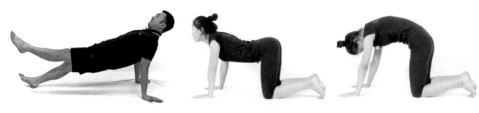

图 3-1-112 背支撑交替抬腿　　　图 3-1-113 猫式伸展

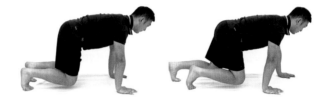

图 3-1-114 四点跪位熊爬训练

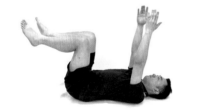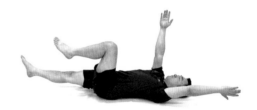

图 3-1-115 死虫式

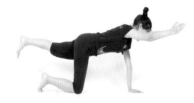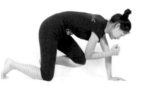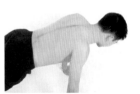

图 3-1-116 鸟狗式　　　　　　图 3-1-117 肩胛骨控制训练

（2）动作模式训练见图 3-1-118 ~ 图 3-1-123。

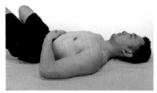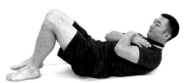

图 3-1-118 呼吸模式训练　　图 3-1-119 屈膝卷腹模式训练

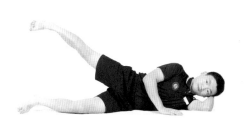
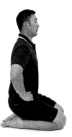
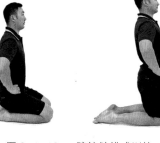

图 3-1-120　髋外展模式训练　　　　图 3-1-121　髋铰链模式训练

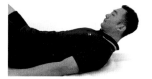

图 3-1-122　俯卧伸髋模式训练　　　　图 3-1-123　仰卧颈屈曲模式训练

4）整合训练

整合训练见图 3-1-124 ～图 3-1-127。

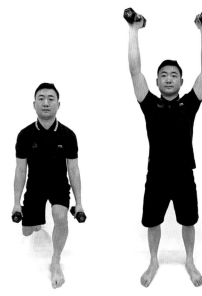
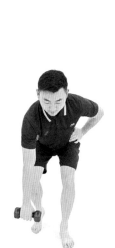
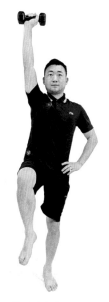

图 3-1-124　箭步蹲肩上推举　　　　图 3-1-125　单腿蹲单臂上举

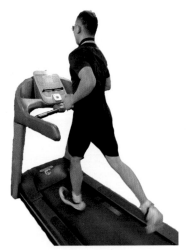

图 3-1-126　慢跑

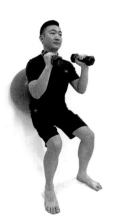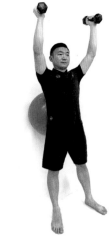

图 3-1-127　背靠瑜伽球蹲举

5.防护技术

1）肌内效贴

（1）肌内效贴的作用机制：

① 皱褶效应：是指肌内效贴贴在皮肤后所产生的一种特殊形式，这种形式引发了一系列与皱褶相关的生理变化。皱褶能够提起局部皮肤，增加皮下间隙，促进局部血液和淋巴循环，也有可能改善筋膜间组织液流动性和软组织滑动性。

② 方向效应：肌内效贴具备弹性，因此存在弹力方向，大多数贴扎方法中都涉及锚点和尾点的概念。通常认为，将锚点放置在肌肉的止点，尾点放置在肌肉的起点，可以起到放松肌肉的作用，反之则可能促进肌肉的收缩。

③ 拉力效应：是由肌内效贴的弹性特性引起的，拉力的大小直接影响着贴扎部位的反应，拉力越大，对皮肤的应力也越大。拉力不仅与直接施加在肌内效贴上的力有关，还与贴扎的位置有关。肌内效贴在肌肉缩短位施加小拉力，在伸展位时则会产生较大拉力。

④ 接触效应：不论肌内效贴的形状、方向或拉力如何，其都会产生接触效应，也可以解释为感觉输入效应。肌内效贴具有弹性特性，通过不同的贴扎方法，可以产生不同的感觉输入，从而缓解疼痛等不适症状，显著改善运动能力。

（2）肌内效贴的作用：

① 缓解疼痛感受。

② 提升肌张力和姿势控制能力。

③ 增强运动功能。

④ 减轻肿胀和改善血液循环。

⑤ 增强身体的本体感知能力。

2）白贴

（1）白贴的作用机制：

① 关节固定机制：针对韧带损伤或肌力不足导致的关节不稳定，白贴通过固定关节，激活本体感觉，并限制关节运动范围，可促进关节恢复更好的运动功能。

② 机械压迫机制：白贴通过施加机械压力，对损伤出血水肿部位进行压迫，并结合冰敷，能够迅速抑制水肿。

（2）白贴的作用：

① 预防外伤。

② 急救处理。

③ 辅助身体功能性训练。

④ 矫正运动姿势。

3）注意事项

（1）贴扎时间问题：肌内效贴通常每次贴扎时间最长可达1天，若贴扎时间过长，贴布可能发生形变，弹性下降，导致其功能减退。在夏季、大量出汗、对材料过敏或贴于暴露在外的部位时，应适当缩短更换的周期。在特殊需求下，贴扎时间可以更短，例如在竞技运动中，可以立即使用促进贴法，然后在运动后更换为消肿或放松贴法。

（2）洗澡与出汗对贴扎的影响：正规厂家生产的贴布通常具有良好的防水性能，因此在洗澡时，如果水温不高、使用淋浴且时间较短，可以用干毛巾、纸巾等吸干贴布表面的水分，对正常使用不会产生太大影响。出汗是内生水分，加上温度升高，容易导致贴布的凝胶变性和脱胶，因此大量出汗后应及时更换贴布。不建议在使用贴布时泡澡或长时间进行高温沐浴，也不建议使用电吹风等过热机器对贴布进行烘烤。

（3）毛发对贴扎的影响：原则上，在毛发过密的部位贴贴布时，应事先剃除毛发，以保证贴布的附着性，减少移除时的不适感。

（4）贴布过敏性问题：贴布的过敏性与贴扎部位、方法、时间以及贴布凝胶的种类有关。对于过敏体质的人，建议贴扎的次数不要过密，单次贴扎时间应控制在 24 h 或更短时间。建议选择低敏系列的贴布，并在移除贴布时特别小心，避免过快暴力撕离。如果出现明显过敏现象，应暂停贴扎，待皮肤修复后再酌情使用。

（5）贴布脱落的处理：如果贴布尾端掀起，可以将掀起部分剪掉，并将尾端裁剪成圆形重新与皮肤贴合。如果贴布的锚（固定端）掀起，贴布可能失去力学固定点，力学作用会受到一定程度的破坏，需要重新进行贴扎。

4）相对禁忌证

肌内效贴技术是一种非侵入性的外治疗法，因此没有绝对的禁忌证。可能存在的相对禁忌证，包括：无法避免的开放性伤口；贴扎部位存在过多的毛发并未剔除（这可能改变肌内效贴胶面的性质，影响力学特征，并在撕除时对皮肤造成伤害）；未愈合的瘢痕；存在其他皮肤疾病；贴扎前存在张力性水疱形成趋势；怀孕 3 个月以内的孕妇的骶部结缔组织区域（生殖器区域）；对贴布材质过敏等。肌内效贴的拉皮作用可能会导致皮肤出现轻微的出血点，如果患者凝血功能不全，可能会引起局部淤斑或皮肤损伤等。

一、寰枢关节半脱位

寰枢关节是指颈椎第一节和第二节之间形成的关节。第 1 颈椎（C_1）叫寰椎，寰椎无椎体，承托头颅，直接与枕骨相连；第 2 颈椎（C_2）叫枢椎，椎体上方有齿状突。寰椎绕齿状突做旋转运动。寰枢关节是寰椎与枢椎之间连结的总称，包括 2 个寰枢外侧关节和 1 个寰枢正中关节。正常情况下，C_2 位于 C_1 的正中央，如果在外力或其他外伤的因素作用下，导致 C_2 的中心偏离正常位置，两侧间隙不对称，即为寰枢关节半脱位。表现为头部倾斜、颈椎疼痛、活动受限等典型症状，少数患者还会出现恶心、呕吐等临床表现。儿童寰枢关节半脱位与耳鼻喉感染或颈部感染性疾病相关，尤以上呼吸道感染最为常见。寰枢关节半脱位是临床上儿童最常见的上颈椎疾病，好发于 3 ~ 7 岁。

1. 诊断

1）病史与症状

（1）部分患者有颈部扭转、牵拉等外伤史。

（2）部分患者有近期上呼吸道感染病史。

（3）患者自觉颈痛，颈部旋转时疼痛加重，头颅有向前下坠感。

（4）患者合并有不同程度的头痛。

（5）部分患者可因椎动脉血流受影响而出现眩晕，甚至在颈部转动时出现猝倒。

（6）少数患者移位严重导致脊髓受压而出现上肢麻木无力、下肢走路不稳等症状。

2）体格检查

（1）患者可见头颈倾斜。

（2）颈肌痉挛，活动受限，其中以旋转或前屈功能受限最突出。

（3）触及 C_1、C_2 关节突和横突凹凸不平，棘突偏歪、压痛。

（4）脊髓受压者可出现莱尔米特征，即患者保持伸腿坐位姿势，检查者被动弯曲患者头和一侧髋关节，另一腿保持伸直位，阳性体征为沿脊柱向下的剧烈疼痛和向上肢或下肢放射的剧烈疼痛，提示椎管内存在硬脊膜或硬脑膜刺激或颈髓病变。

3）影像学检查

（1）X 线片：颈椎张口位 X 线片，如果寰齿关节间隙超过 4 mm，考虑寰枢关节半脱位。

（2）CT 或 MRI：CT 或 MRI 标准与颈椎 X 线片诊断标准一致，但是寰枢关节半脱位的 CT 检查更为清晰，而且测量更为准确。一般寰齿前间隙的大小，也就是寰椎前弓后缘与齿状突前缘之间的距离，< 3 mm 为正常，在 3 ~ 4 mm，可以诊断为寰枢关节不稳，而在 4 mm 以上，就可以诊断为寰枢关节半脱位。

2. 鉴别诊断

◆ 儿童落枕

儿童落枕指睡眠时颈部体位不良，以致局部肌肉被牵拉、扭伤，引起斜方肌、胸锁乳突肌病变，主要表现为颈部疼痛、酸胀、僵硬、活动受限等症状，通常无须特殊处理。

◆ 先天性肌性斜颈

先天性肌性斜颈也可以表现为颈部旋转、偏斜畸形，与寰枢关节半脱位的不同之处是发病时间多在新生儿时期，后逐渐加重，无痛，颈部活动存在，X 线片上寰椎前弓后缘与齿状突之间的距离正常，侧块移位也在正常范围。

◆ 上颈椎骨折与脱位

颈部明显外伤所致上颈椎骨折与脱位也可表现为颈部偏斜畸形，通过 X 线片可鉴别。

3. 功能测试与评估

（1）肌力：评估颈椎前屈、后伸、侧屈肌群肌力（图3-1-1~图3-1-3）。

（2）关节活动度：观察颈椎是否存在前屈、后伸、侧屈活动受限（图3-1-9~图3-1-11），尤其是旋转活动度评估（图3-1-12）。

（3）肌肉柔韧性：评估胸锁乳突肌柔韧性（图3-1-24）。

（4）呼吸模式：观察胸廓是否过度上提（图3-1-33）。

（5）体态评估：观察头颈部有无偏歪、旋转（图3-1-41）。

4. 防护技术

1）肌内效贴

材料：肌内效贴。

作用：促进无力肌肉收缩，增强颈部支持。

患者取自然体位，医者使用"Y"形肌内效贴，锚固定于 C_7 棘突下方，两尾以自然拉力沿颈椎两侧延展于颞骨乳突下，再以"I"形贴布中间为锚，固定于寰枢椎体，两尾以中度拉力横向延展至椎体两侧，辅以另一条"I"形肌内效贴同法纵向延展至椎体上下两端（图3-1-128）。

2）护具

患者可戴对颈部起稳固支撑作用的颈托（图3-1-129）。

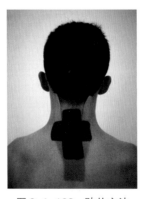

图3-1-128 贴扎方法

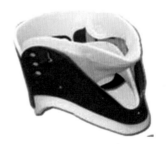

图3-1-129 颈托

5. 治疗方案

1）非手术治疗

（1）药物治疗：患者可遵医嘱外搽郑氏舒活酊、双氯芬酸二乙胺乳胶剂等，外敷丁桂活络膏、二黄新伤止痛软膏等，中药熏洗治疗，疼痛严重者可口服非甾体抗炎药和肌松药，如巴氯芬等，同时配合抗病毒治疗。

（2）中医治疗：a. 手法。在患者肩颈部先做大面积抚摩，再由上而下在颈椎两旁做推、揉、按压、滚等手法，力量由轻至重，再用双拇指指针刺激阿是穴及风池、肩井、天宗等，还可在压痛点及硬结处用拇指做弹拨等强刺激，最后以抚摩结束。禁止使用扳法及旋转强行复位。b. 针灸。取风池、肩井、天宗、肩髃、曲池、内关、外关、后溪、阿是穴等，针刺手法用泻法或平补平泻法。

（3）牵引治疗：通常用枕颌布带牵引法。患者可取坐位和仰卧位牵引，牵引姿势以头部略向后倾为宜，牵引重量可逐渐增大为 6～8 kg，定期拍床旁 X 线片了解复位情况，复位后更改为儿童颈托固定 3 个月，直至 C_1、C_2 椎间稳定。

（4）物理因子治疗：可根据患者局部情况选用超声波治疗、电热疗、中频脉冲治疗、磁疗等。

（5）康复训练：急性期患者以固定制动为主，疼痛消失后，配合颈部肌肉静力性训练，徒手或使用弹力带在头颈部中立位姿势做前屈、后伸、侧屈等长抗阻训练（图 3-1-84、图 3-1-85、图 3-1-86）。训练过程中及时关注患者反应，一旦出现头晕、颈痛等情况，应立即停止训练，休息后仍未缓解应及时就医。

2）手术治疗

寰枢关节半脱位一般不考虑手术治疗，若由外伤引起伴有寰、枢椎骨折，则需根据骨折类型和移位情况选择内固定或外固定。

二、颈椎病

颈椎病是指颈椎骨质增生、韧带钙化、椎间盘退行性改变等，刺激或压迫颈部神经、脊髓、血管而产生的一系列症状和体征的综合征。颈椎病常见的基本类型有神经根型、脊髓型、椎动脉型、交感神经型和颈型，若同时合并两种或两种以上类型者为混合型。

1. 诊断

1）病史与症状

神经根型病史与症状如下：

（1）患者起病缓慢，多数无明显外伤史。

（2）颈肩部单侧局限性疼痛、发僵。

（3）上肢放射性疼痛、麻木或皮肤感觉减退。

（4）轻者为持续性酸痛、胀痛，重者可如刀割样、针刺样疼痛。

（5）皮肤敏感度增加，抚摸时有触电感。

（6）上肢沉重、握力减退。

脊髓型病史与症状如下：

（1）患者一般发病较慢。

（2）颈肩部疼痛不明显。

（3）一侧或双侧下肢有麻木、沉重、疼痛感，逐渐出现行走困难，步态失稳。

（4）双手无力，持物易坠落。

（5）躯干部感觉异常，有"束带感"。

（6）患者晚期下肢或四肢瘫痪，括约肌功能障碍，大小便失禁或尿潴留。

椎动脉型病史与症状如下：

（1）患者出现发作性眩晕。

（2）恶心、呕吐、视力减弱，耳鸣或听力下降。

（3）患者偶有肢体麻木、感觉异常，可出现发作性昏迷。

交感神经型病史与症状如下：

（1）头部：头晕、头痛、眩晕、偏头痛、枕部痛。

（2）眼、耳、喉部：视物模糊，眼胀痛，眼睑无力，瞳孔扩大或缩小；耳鸣、听力减退；口干，味觉改变，咽部异物感等。

（3）胃肠道：恶心、呕吐、腹胀、腹泻、消化不良。

（4）心血管：心悸、胸闷、心律失常、血压变化等。

（5）患者面部或某一肢体多汗、无汗、畏寒或发热，伴疼痛、麻木感。

颈型病史与症状如下：

（1）患者症状以头痛、颈肩背部疼痛、酸胀及不适感为主。

（2）少数可出现反射性颈肩部疼痛、胀麻。

（3）通常无神经根、脊髓、椎动脉受压的症状。

2）体格检查

神经根型体格检查如下：

（1）臂丛神经牵拉试验。

（2）压头试验。

（3）直臂抬高试验：主要用于臂丛神经病变和第 5 颈椎（C_5）以下的神经根型颈椎病。

（4）椎间孔挤压试验。

（5）颈引伸试验。

（6）头顶叩击试验。

（7）患者一个或多个试验阳性，早期神经受压严重，后期出现肌无力和肌萎缩。

脊髓型体格检查如下：

（1）颈部多无体征。

（2）上肢或躯干部出现节段性分布的浅感觉障碍区，深感觉多正常。

（3）肌力下降，双手握力下降。

（4）四肢肌张力增高，可有折刀感。

（5）腱反射活跃或亢进。

（6）病理反射阳性。

（7）浅反射减弱或消失。

椎动脉型体格检查如下：

（1）旋颈试验。

（2）颈部运动试验。

（3）患者一个或两个试验阳性。

交感神经型体格检查如下：

（1）此型诊断较难，目前缺乏客观诊断指标。

（2）颈部活动多正常。

（3）患者出现心率、心律、血压等改变。

颈型体格检查如下：

（1）急性期颈部活动受限。

（2）上颈段和寰枕部压痛。

（3）斜方肌、胸锁乳突肌压痛。

（4）部分可见肩胛内侧缘压痛。

（5）如有继发性前斜角肌痉挛，可触及肌肉痉挛，用力压迫，可出现腱、臂、手放射性疼痛。

3）影像学检查

（1）X 线片：正侧位片可见骨质增生，颈椎侧弯，椎间隙狭窄；侧位片可见颈椎生理曲度变直，椎间隙狭窄，椎体前后缘骨赘形成，椎体上下缘骨质硬化；斜位片显示椎间孔缩小，变形，有时可见后纵韧带钙化。

（2）CT：可见椎管形状，骨质情况，椎间盘突出情况。

（3）MRI：可见椎管、脊髓内部改变，脊髓受压部位及形态改变，神经根受压情况。同时具有定位诊断的意义。

（4）经颅彩色多普勒（TCD）、磁共振血管造影（MRA）：可探查基底动脉血流、椎动脉缺血情况。

2. 鉴别诊断

1）神经根型

◆ 胸廓出口综合征

◆ 网球肘

◆ 肩关节周围炎

◆ 腕管综合征

◆ 肘管综合征

2）脊髓型

◆ 脊髓肿瘤

◆ 脊髓损伤

◆ 脊髓空洞症

◆ 继发性粘连性蛛网膜炎

◆ 进行性肌萎缩性脊髓侧索硬化症

◆ 颈椎管狭窄症

◆ 多发性末梢神经炎

3）椎动脉型

◆ 梅尼埃病

◆ 良性位置性眩晕

4）交感神经型

◆ 雷诺病

◆ 耳内听动脉栓塞

◆ 冠状动脉供血不全

◆ 神经症

5）颈型

◆ 其他类型颈椎病

3. 功能测试与评估

（1）肌力：主要评估颈椎前屈肌群、后伸肌群、侧屈肌群肌力（图3-1-1、图3-1-2、图3-1-3）。

（2）关节活动度：评估颈椎前屈、后伸、侧屈、旋转及胸椎旋转活动范围是否正常（图3-1-9、图3-1-10、图3-1-11、图3-1-12、图3-1-13）。

（3）肌肉柔韧性：评估上斜方肌、肩胛提肌柔韧性（图3-1-22、图3-1-23）。

（4）呼吸模式：观察吸气启动时胸部和腹部运动顺序；吸气过程中胸廓下部扩张情况；吸气结束阶段胸廓和肩上提情况、呼气前停顿情况（图3-1-33）。

（5）动作模式（颈屈曲模式评估）：观察仰卧颈屈曲过程，了解颈深屈肌激活情况（图3-1-35）。

（6）体态评估：观察双侧肩峰位置及肩胛骨位置；观察是否存在头部前倾、圆肩、胸椎曲度增加及肩胛骨向后耸起（图3-1-41、图3-1-42、图3-1-43）。

4. 热身技术

1）动态拉伸

◈ 前后摆手（图3-1-45）

◈ 外展扩胸（图3-1-46）

◈ 前后转肩（图3-1-47）

2）肌肉激活

◈ 颈深屈肌激活（图3-1-59）

5. 防护技术

肌内效贴：

材料：肌内效贴。

作用：减轻疼痛，改善局部循环，放松紧张肌肉。

患者取自然体位，医者使用"X"形肌内效贴，以中间为锚，不施加拉力将其固定于痛点，各尾以中度拉力向外延展贴上。在下颌内收、颈屈曲位，使用"Y"形肌内效贴，锚固定于发际下方，两尾沿脊柱两侧以自然拉力分别延展至上胸椎两侧，再使用另一张"Y"形肌内效贴，锚固定于肩峰，两尾以自然拉力分别延展于枕骨隆凸下及后背部（图3-1-130）。

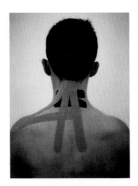

图 3-1-130

6. 治疗方案

1）非手术治疗

（1）药物治疗：患者可遵医嘱口服活血化瘀中药，疼痛严重者可口服非甾体抗炎药。

（2）中医治疗：a.手法。在患者肩颈部先大面积做抚摩，再由上而下在颈椎两旁做推、揉、按压、滚等手法，力量由轻至重，再用双拇指指针刺激阿是穴及风池、肩井、天宗等穴，还可在压痛点及硬结处用拇指做弹拨等强刺激，最后以抚摩结束。脊髓型颈椎病采用按摩手法易加重病情，应谨慎使用。b.针灸。取风池、肩井、天宗、肩髃、曲池、内关、外关、后溪、阿是穴等，针刺手法用泻法或平补平泻法。

（3）牵引治疗（脊髓型颈椎病禁用）：通常用枕颌布带牵引法。患者可取坐位和仰卧位，牵引姿势以头部略向前倾为宜，牵引重量可逐渐增大为 6~8 kg，隔日或每日一次，每次 30 min。枕颌布带牵引可以缓解肌肉痉挛，扩大椎间隙，流畅气血，减轻压迫刺激症状。牵引时应充分考虑个体差异，注意观察询问患者反应，及时调整。

（4）物理因子治疗：可根据局部情况选用超声波治疗、电热疗、中频脉冲治疗、微波治疗、磁疗等。

（5）康复训练：具体训练如下。

① 改善关节活动范围的训练。

◆ 筋膜球滚压胸大、小肌（图 3-1-75）

◆ 胸大肌拉伸（图 3-1-60）

◆ 三角肌前束拉伸（图 3-1-61）

◆ 斜方肌上束拉伸（图 3-1-62）

◆ 肩胛提肌拉伸（图 3-1-63）

◆ 斜角肌拉伸（图 3-1-64）

◆ 仰卧位胸椎旋转训练（图 3-1-80）

◆ 仰卧位胸椎伸展训练（图 3-1-81）

◆ 脊柱屈曲训练（图 3-1-82）

◆ 脊柱伸展训练（图 3-1-83）

② 增强肌力的训练。

早期静力性训练可选用以下动作：

◆ 弹力带抗阻颈前屈（图 3-1-84）

◆ 弹力带抗阻颈后伸（图 3-1-85）

◆ 弹力带抗阻颈侧屈（图 3-1-86）

◆ 颈深屈肌训练（图 3-1-87）

中期动力性训练可选用以下动作：

◆ 弹力带抗阻颈前屈（图 3-1-84）

◆ 弹力带抗阻颈后伸（图 3-1-85）

◆ 弹力带抗阻颈侧屈（图 3-1-86）

◆ 俯身 Y、T、W、L 训练（图 3-1-99）

后期可选用以下动作：

◆ 高位下拉（图 3-1-100）

◆ 坐位划船（图 3-1-101）

◆ 哑铃飞鸟（图 3-1-102）

◆ 哑铃推举（图 3-1-103）

③ 协调与稳定性训练。

早期可选用以下动作：

◆ 肩胛骨控制训练（图 3-1-117）

◆ 倚墙滑动（图 3-1-108）

中期可选用以下动作：

◆ 仰卧颈屈曲模式训练（图 3-1-123）

◆ 猫式伸展（图 3-1-113）

后期可选用以下动作：

◆ 平板支撑交替伸手抬腿（图 3-1-110）

◆ 侧支撑外展抬腿（图 3-1-111）

④ 整合训练。

◆ 箭步蹲肩上推举（图 3-1-124）

◆ 慢跑（图 3-1-126）

2）手术治疗

颈椎病一般不首选手术治疗，当严重压迫脊髓、椎动脉、神经根时可选择相应手术治疗。

三、胸椎小关节紊乱

胸椎小关节在外伤、劳损、退变、长期处于某种不良体位等因素作用下，造成胸脊柱失稳，引起胸椎小关节解剖位置发生微小移位错位，导致神经、血管等软组织功能受到伤害而出现相应的症状、体征。

1. 诊断

1）病史与症状

（1）患者背部疼痛，部分出现胸肋痛、呼吸痛。

（2）部分患者背部感觉异常，有蚁行感或灼热感。

2）体格检查

（1）棘突征变化：患椎压痛。急性者，棘突表面有稍增厚的软组织，故棘突显得较粗大；慢性者，可直接触及骨质，上段胸椎以隆起后突为主，下段胸椎棘突则以向一侧偏歪为主。

（2）压痛：急性者，伴有棘上韧带肿胀或剥离，压痛明显；慢性者由于变性而成条索状纤维索，可左右拨动，压痛较轻，应与其他棘突对比。

3）影像学检查

X 线片：不能作为诊断胸椎小关节紊乱的直接依据；有时可见不同程度的脊柱侧弯或旋转现象，可有轻度骨质增生，但难以从片中判断有无后突或偏歪，可鉴别有无其他病变，排除手法复位的禁忌证。

2. 鉴别诊断

◆ 胸椎骨折

患者有明显外伤史，胸椎压痛、叩痛明显，有活动痛、活动受限，X 线片、CT 检查可与之鉴别。

◆ 胸椎棘上韧带炎

胸椎棘突、棘间压痛明显，活动受限不明显。

◆ 胸椎肿瘤

◆ 肺部疾病

3. 功能测试与评估

（1）关节活动度：重点评估胸椎旋转活动度（图 3-1-13）。

（2）呼吸模式：观察呼吸时胸廓的扩张情况（图 3-1-33）。

（3）体态评估：观察胸椎排列、肩胛骨位置（图 3-1-42）。

4. 热身技术

1）动态拉伸

◆ 弓步转身（图 3-1-48）

◆ 手足前走（图 3-1-49）

2）肌肉激活

◆ 腹式呼吸（图 3-1-54）

◆ 平板支撑（图 3-1-55）

5. 防护技术

肌内效贴：

材料：肌内效贴。

作用：缓解肩颈上背肌紧张和疼痛，或颈胸椎旋转限制造成的疼痛。

患者取自然体位，医者取最痛点椎体的上、下一节为贴扎范围，用肌内效贴由角落一端拉贴至另一角落，后续贴布以同样方式粘贴形成正方形（图 3-1-131）。

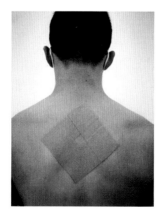

图 3-1-131

6.治疗方案

1）非手术治疗

（1）药物治疗：患者可遵医嘱口服及外敷非甾体抗炎药。

（2）中医治疗：常采用手法治疗，分为三步，先行局部放松手法，以舒筋活络；然后采取复位手法，以纠正错位；最后进行疏筋理筋结束治疗。以按、搓、擦、揉、拿、捏、弹拨、捋等手法施于胸椎两侧软组织，以缓解肌肉痉挛，疏通经脉，减轻疼痛。

① 松解手法：患者取俯卧位，医者沿胸椎棘突两旁，以错位病变节段为中心，以一指禅揉法、滚法、弹拨法对椎旁软组织松解 10 min 左右。俯卧推按法又称为掌推复位法和反向按压复位手法，本法适用于中下段胸椎的复位。根据不同的错位类型选用相应的按压部位、按压方向、按压速度和压力大小。患者俯卧，自然放松，医者站立于患者患侧，右手掌根按压患椎棘突，左手置于右手背上，嘱患者深呼吸，医者双手掌根随呼气渐用力，于呼气末时，右手掌根向下方给予一小幅度的推冲动作，此时可闻及关节复位的响声（不必强求弹响声）。胸椎后凸错位与前凹错位相比，不同的是后凸错位时，医者应用右手掌根按压于患椎棘突上，左手叠于掌背上，在呼气末时，适度向下冲压。

② 混合式错位：对于此类胸椎错位则采用"化整为零，依次解决"的策略。如仰位式加侧摆式胸椎错位，则可以先处理胸椎仰位错位再整复侧摆错位，也可以先处理胸椎侧摆错位再整复仰位错位，以此类推。

③ 仰卧推按法：患者取仰卧位，要求其两上肢交叉抱住双肩或上臂（起固定肩关节及保护胸廓的作用）。医者立于患者一侧，近患者头端之手手握空拳，掌心向上，垫于患者背后需复位之椎体棘突之下，前胸顶住患者肘部，另一手抱握住患者对侧肩部，上身前倾，将体重通过前胸及上肢压于患者肘臂之上。令患者深吸一口气，然后憋住气，医者通过患者肘臂用力向下弹压，并与垫于患者背部之手，形成双手瞬间对冲复位力量，此时即可闻及复位响声，手下亦有椎体复位之滑动感，复位即告成功。也可按上法沿整个胸椎自上而下有节奏地边对冲弹压复位，边移动背后之空拳，使胸椎得到整体调整。

（3）物理因子治疗：可根据局部情况选用超声波治疗、中频脉冲治疗、微波治疗，蜡疗等。

（4）康复训练：具体训练如下。

① 改善关节活动范围的训练。

◇ 花生球滚压胸椎椎旁肌（图 3-1-76）

◇ 胸大肌拉伸（图 3-1-60）

◇ 斜方肌上束拉伸（图 3-1-62）

◇ 肩胛提肌拉伸（图 3-1-63）

◇ 背阔肌拉伸（图 3-1-65）

◇ 仰卧位胸椎旋转训练（图 3-1-80）

◇ 仰卧位胸椎伸展训练（图 3-1-81）

◇ 脊柱屈曲训练（图 3-1-82）

◇ 脊柱伸展训练（图 3-1-83）

② 增强肌力的训练。

早期可选用以下动作：

◇ 俯身 Y、T、W、L 训练（图 3-1-99）

中后期可选用以下动作：

◇ 俄罗斯转体（图 3-1-104）

◇ 坐位划船（图 3-1-101）

◇ 哑铃飞鸟（图 3-1-102）

③ 协调与稳定性训练。

早期可选用以下动作：

◇ 肩胛骨控制训练（图 3-1-117）

◇ 猫式伸展（图 3-1-113）

中后期可选用以下动作：

◇ 背支撑交替抬腿（图 3-1-112）

◇ 平板支撑（图 3-1-55）

◇ 鸟狗式（图 3-1-116）

2）手术治疗

一般不选用手术治疗，当胸椎小关节紊乱伴有胸椎骨折或韧带损伤时进行手术固定或修复。

四、胸椎棘上韧带炎

胸椎棘上韧带炎在临床中较常见，主要由胸椎局部的棘上韧带炎性病变导致。胸椎棘上韧带炎是较常见的病症，部分患者因过度劳累、长期慢性劳损导致，部分患者因受凉或外伤导致，属于无菌性炎症反应，主要症状为晨起背部僵硬或局部有疼痛感。

1. 诊断

1）病史与症状

（1）患者有长期不良姿势。

（2）患者有胸椎局部棘上韧带疼痛、压痛。

2）体格检查

（1）棘突表面软组织增厚。

（2）棘突、棘间压痛明显。

3）影像学检查

（1）X线片：可见棘突局部肿胀，棘突骨质增生，但不作为本病的诊断依据，可鉴别胸椎椎体相关疾病。

（2）MRI：可见棘上韧带水肿征象。

2. 鉴别诊断

◆ 胸椎骨折

有明显外伤史，胸椎压痛、叩痛明显，有活动痛、活动受限，X线、CT可与之鉴别。

◆ 胸椎肿瘤

◆ 胸椎小关节紊乱

◆ 肺部疾病

3. 功能测试与评估

（1）关节活动度：评估患者是否存在胸椎旋转和后伸活动受限或胸椎弹性下降（图3-1-13、图3-1-43）。

（2）呼吸模式：观察患者呼气持续时间、节奏，呼气结束阶段停顿情况（图3-1-33）。

（3）体态评估：观察患者整体姿势，有无含胸、驼背、圆肩等异常姿势，观察胸椎排列，有无过度后凸（图3-1-42、图3-1-43）。

4. 热身技术

1）动态拉伸

◆ 前后摆手（图3-1-45）

◆ 外展扩胸（图3-1-46）

◆ 弓步向前（图3-1-50）

2）肌肉激活

◆ 腹式呼吸（图 3-1-54）

◆ 俯卧两头起（图 3-1-58）

5. 防护技术

肌内效贴：

材料：肌内效贴。

作用：缓解疼痛，改善循环。

患者取站位，躯干尽量前屈舒展。定位疼痛点，医者用"I"形肌内效贴沿脊柱向上贴扎。垂直于疼痛点，医者用另一肌内效贴于脊柱中线定位，平行于竖脊肌疼痛点上，于脊柱中点分别往左右贴扎。在两条贴布交界处左右再贴扎两条贴布（图 3-1-132）。

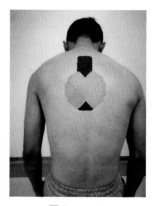

图 3-1-132

6. 治疗方案

1）非手术治疗

（1）药物治疗：患者可遵医嘱口服及外敷非甾体抗炎药；封闭注射治疗可快速缓解局部疼痛。

（2）中医治疗：a.手法。先行局部放松手法，以舒筋活络。然后采取复位手法，以按、搓、擦、揉等手法施于胸椎两侧软组织、棘突及棘上韧带，以缓解肌肉痉挛，疏通经脉，减轻疼痛，切忌重按。b.针灸。针刺夹脊穴为主，针尖向脊柱方向斜刺 0.8 ~ 1.0 寸 [*]，局部围刺阿是穴，压痛点刺一针，压痛点

---

[*]　1 寸 ≈ 3.33 cm。

上下各一针，并配以特定电磁波谱（TDP）治疗仪照射。

（3）物理因子治疗：可根据局部情况选用超声波治疗、蜡疗、中频脉冲治疗、微波治疗等。

（4）康复训练：具体训练如下。

① 改善肌筋膜柔韧性的训练。

◆ 花生球滚压胸椎椎旁肌（图3-1-76）

◆ 胸大肌拉伸（图3-1-60）

◆ 三角肌前束拉伸（图3-1-61）

◆ 背阔肌拉伸（图3-1-65）

◆ 仰卧位胸椎旋转训练（图3-1-80）

◆ 仰卧位胸椎伸展训练（图3-1-81）

◆ 脊柱屈曲训练（图3-1-82）

◆ 脊柱伸展训练（图3-1-83）

② 增强肌力的训练。

◆ 俯身Y、T、W、L训练（图3-1-99）

◆ 弹力带抗阻肩外旋（图3-1-88）

③ 协调与稳定性训练。

早期可选用以下动作：

◆ 肩胛骨控制训练（图3-1-117）

中后期可选用以下动作：

◆ 猫式伸展（图3-1-113）

◆ 背支撑交替抬腿（图3-1-112）

◆ 鸟狗式（图3-1-116）

2）手术治疗

一般不选用手术治疗，当伴有胸椎骨折或韧带损伤时进行手术固定或修复。

五、腰椎小关节紊乱

腰椎小关节紊乱是指腰部肌肉、筋膜、韧带、骨等组织因外力作用突然受到过度牵拉而导致肌肉拉伤、滑膜嵌顿、腰椎小关节错位，引起疼痛及腰部功能失常所出现的一系列临床综合征。常发生于搬抬重物、腰部肌肉强力收缩时，多系突然遭受间接外力所致。

1. 诊断

1）病史与症状

（1）患者有明确外伤史。

（2）患者有腰部疼痛，疼痛性质为酸痛和刺痛。

（3）患者有腰椎活动痛，活动受限明显。

2）体格检查

（1）腰椎生理曲度变直，双侧腰肌僵硬，压痛。

（2）第 2 腰椎 ~ 第 1 骶椎（$L_2 \sim S_1$）椎旁、棘间韧带处压痛、叩痛明显，无明显双下肢放射痛。

（3）背伸试验阳性，直腿抬高试验多为阴性，下肢感觉、肌力及神经反射正常。

3）影像学检查

（1）腰椎小关节紊乱多无特异性影像学表现。

（2）X 线片可有脊柱生理曲度改变。

（3）必要时可行 CT 或 MRI 检查排除其他病变。

2. 鉴别诊断

◈ 腰椎间盘突出症

◈ 腰椎椎管狭窄症

腰椎椎管狭窄症主要症状为间歇性跛行，行走活动时下肢疼痛麻木，下蹲或卧床休息后减轻，一般腰部活动、直腿抬高试验等检查无明显异常，CT 和 MRI 检查有助于确诊。

◈ 血清阴性脊柱关节病

血清阴性脊柱关节病发病缓慢，常见于青年男性，以炎性疼痛为特征性表现，在出现明显功能受限和影像学异常前常与本病混淆，可伴有其他关节的症状，骶髂关节的 CT 及人类白细胞抗原 – B27（HLA–B27）可用于鉴别。

3. 功能测试与评估

（1）肌力：主要评估腹肌耐力、背肌耐力、腰侧屈肌耐力（图 3–1–4、图 3–1–5、图 3–1–6）。

（2）关节活动度：观察患者是否存在腰椎前屈、后伸、侧屈和胸椎旋转活动受限（图 3–1–14、图 3–1–15、图 3–1–16、图 3–1–13）。

（3）肌肉柔韧性：评估腰方肌柔韧性（图 3–1–25）、臀大肌柔韧性（图

3-1-31）。

（4）稳定性：评估旋转稳定性（图3-1-32）。

（5）呼吸模式：观察患者吸气启动时胸部和腹部运动顺序（图3-1-33）。

（6）动作模式：举手深蹲、屈膝卷腹和腰椎-骨盆节律（图3-1-34、图3-1-37、图3-1-39）。

4.热身技术

1）动态拉伸

◆ 弓步转身（图3-1-48）

◆ 弓步向前（图3-1-50）

◆ 提踵抬腿向前走（图3-1-51）

◆ 髋外旋提踵向前走（图3-1-52）

2）肌肉激活

◆ 腹式呼吸（图3-1-54）

◆ 平板支撑（图3-1-55）

5.防护技术

1）肌内效贴

材料：肌内效贴。

作用：缓解急性或者亚急性腰部疼痛。

患者取俯卧位，医者使用4条"I"形贴布，贴布中段以中度拉力固定在疼痛椎体处，两尾分别以自然拉力向左右、上下和交叉延伸（图3-1-133）。

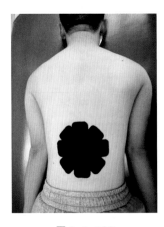

图3-1-133

2）护具

患者需进行大强度训练时可穿戴对腰部起到稳固支撑作用的护腰（图 3-1-134）。

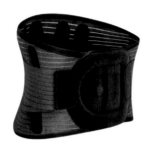

图 3-1-134　护腰

6. 治疗方案

1）非手术治疗

（1）药物治疗：患者可遵医嘱口服及外敷非甾体抗炎药、肌松药或采用封闭疗法。

（2）中医治疗：a. 手法。从患者背部至臀部先大面积做抚摩，再由上而下在脊柱两旁做推、揉、按压、滚等手法，力量由轻至重，再用双拇指指针刺激阿是穴、腰眼、肾俞、八髎、环跳、委中、昆仑等，还可在压痛点及硬结处用拇指做弹拨等强刺激，最后以抚摩结束。b. 针灸。取阿是穴、肾俞、腰阳关、环跳、委中、次髎等进行针灸，针刺手法用泻法或平补平泻法。特别是阿是穴采用直刺法，得气后留针或配合电刺激。c. 拔罐。可采用走罐、闪罐或定罐，以闪火法在痛点定罐后，上下走动火罐数次再拔罐。

（3）物理因子治疗：可根据患者局部情况选用超声波治疗、电热疗、中频脉冲治疗、磁疗、微波治疗等。

（4）康复训练：具体训练如下。

① 改善肌筋膜柔韧性的训练。

◆ 花生球滚压腰椎椎旁肌（图 3-1-77）

◆ 泡沫轴滚压竖脊肌（图 3-1-79）

◆ 筋膜球滚压臀中、小肌（图 3-1-78）

◆ 腹肌拉伸（图 3-1-66）

◆ 背阔肌拉伸（图 3-1-65）

◆ 竖脊肌拉伸（图 3-1-67）

◆ 腰方肌拉伸（图 3-1-68）

◆ 髂腰肌拉伸（图 3-1-69）

◆ 臀大肌拉伸（图 3-1-70）

◆ 腘绳肌拉伸（图 3-1-71）

◆ 小腿三头肌拉伸（图 3-1-72）

◆ 脊柱屈曲训练（图 3-1-82）

◆ 脊柱伸展训练（图 3-1-83）

② 增强肌力的训练。

早期可选用以下动作：

◆ 臀桥（图 3-1-89）

◆ 蚌式开合（图 3-1-90）

中期可选用以下动作：

◆ 单腿臀桥（图 3-1-91）

◆ 弹力带抗阻蚌式开合（图 3-1-92）

◆ 仰卧卷腹（图 3-1-56）

◆ 俯卧两头起（图 3-1-58）

后期可选用以下动作：

◆ 仰卧抬腿卷腹（图 3-1-93）

◆ 哑铃腰侧屈（图 3-1-94）

◆ 山羊挺身（图 3-1-95）

③ 协调与稳定性训练。

早期可选用以下动作：

◆ 骨盆时钟运动（图 3-1-109）

中期可选用以下动作：

◆ 猫式伸展（图 3-1-113）

◆ 屈膝卷腹模式训练（图 3-1-119）

◆ 髋铰链模式训练（图 3-1-121）

◆ 平板支撑（图 3-1-55）

后期可选用以下动作：

◈ 死虫式（图 3-1-115）

◈ 鸟狗式（图 3-1-116）

◈ 俄罗斯转体（图 3-1-104）

◈ 平板支撑交替伸手抬腿（图 3-1-110）

◈ 侧支撑外展抬腿（图 3-1-111）

◈ 背支撑交替抬腿（图 3-1-112）

④ 整合训练。

◈ 单腿蹲单臂上举（图 3-1-125）

◈ 背靠瑜伽球蹲举（图 3-1-127）

2）手术治疗

腰椎小关节紊乱患者一般不需手术治疗。

六、腰椎椎管狭窄症

腰椎椎管狭窄症是指由黄韧带肥厚增生、小关节增生内聚、椎间盘膨隆突出、骨性退变导致的腰椎中央管、神经根管或侧隐窝狭窄引起神经根受压而出现相应的神经功能障碍。

1. 诊断

1）病史与症状

（1）患者无明确外伤史。

（2）腰部疼痛，疼痛性质是酸痛和钝痛。

（3）患者出现神经源性间歇性跛行。

（4）臀部、大腿、小腿出现无力和不适感，在行走或后伸后加重。

（5）会阴部感觉异常和大小便功能异常。

（6）劳累或天气变化时患者腰部疼痛加重，久坐久站时腰部出现胀痛不适。

2）体格检查

（1）下肢肌肉萎缩。

（2）下肢、臀部和会阴部感觉减弱。

（3）下肢肌力下降，腱反射下降。

3）影像学检查

（1）X 线片：能够判断患者是否存在腰椎不稳定，是否有腰椎滑脱，是否存在骨质增生情况及一些其他的腰椎疾病，如腰椎结核、肿瘤，脊柱畸形等。

（2）CT：可以测量腰椎管的前后径和左右径以评估椎管的容积，并测量侧隐窝和椎间孔的大小。

（3）MRI：能够很好地评估椎间盘、神经根、后纵韧带、椎间孔及脊髓的受压变形情况。

2. 鉴别诊断

◆ 腰椎间盘突出症

◆ 腰扭伤

◆ 血清阴性脊柱关节病

3. 功能测试与评估

（1）肌力：评估腹肌耐力、背肌耐力、腰侧屈肌耐力（图 3-1-4、图 3-1-5、图 3-1-6）。

（2）关节活动度：观察患者是否存在腰椎前屈、后伸、侧屈和胸椎旋转活动受限（图 3-1-14、图 3-1-15、图 3-1-16、图 3-1-13）。

（3）稳定性：评估旋转稳定性（图 3-1-32）。

（4）呼吸模式：观察患者吸气启动时胸部和腹部运动顺序（图 3-1-33）。

（5）动作模式：举手深蹲、俯卧伸髋和腰椎 - 骨盆节律（图 3-1-34、图 3-1-36、图 3-1-39）。

4. 热身技术

1）动态拉伸

◆ 弓步转身（图 3-1-48）

◆ 弓步向前（图 3-1-50）

◆ 提踵抬腿向前走（图 3-1-51）

◆ 髋外旋提踵向前走（图 3-1-52）

2）肌肉激活

◆ 腹式呼吸（图 3-1-54）

◆ 平板支撑（图 3-1-55）

5. 防护技术

1）肌内效贴

材料：肌内效贴。

作用：缓解疼痛，增加腰部肌肉支撑。

患者取前屈摆位，医者使用3条"I"形肌内效贴，肌内效贴锚固定在骶椎上方，尾以自然拉力向上延展至第1腰椎（L_1）棘突，另外2条肌内效贴锚分别固定在两侧髂后上棘，尾向上延展至第12肋骨（图3-1-135）。

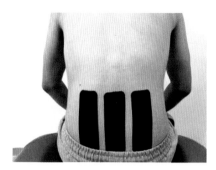

图 3-1-135

2）护具

患者可穿戴对腰部起到稳固支撑作用的护腰（图3-1-134）。

6. 治疗方案

1）非手术治疗

（1）药物治疗：患者可遵医嘱口服及外敷非甾体抗炎药或肌松药。

（2）中医治疗：a. 手法。从患者背部至臀部先大面积做抚摩，再由上而下在脊柱两旁做推、揉、按压、滚等手法，力量由轻至重，再用双拇指指针刺激阿是穴、腰眼、肾俞、八髎、环跳、委中、昆仑等，还可在压痛点及硬结处用拇指做弹拨等强刺激，最后以抚摩结束。b. 针灸。取阿是穴、肾俞、腰阳关、环跳、委中、次髎等，针刺手法用泻法或平补平泻法。特别是阿是穴采用直刺法，得气后留针或配合电刺激。c. 拔罐。可采用走罐、闪罐或定罐，以闪火法在痛点定罐后，上下走动火罐数次再拔罐。

（3）物理因子治疗：可根据患者局部情况选用超声波治疗、电热疗、中频脉冲治疗、磁疗、微波治疗等。

（4）康复训练：具体训练如下。

① 改善肌筋膜柔韧性的训练。

◆ 花生球滚压腰椎椎旁肌（图3-1-77）

◆ 筋膜球滚压臀中、小肌（图3-1-78）

◆ 髂腰肌拉伸（图3-1-69）

◆ 臀大肌拉伸（图3-1-70）

◆ 梨状肌拉伸（图 3-1-73）

◆ 脊柱屈曲训练（图 3-1-82）

◆ 脊柱伸展训练（图 3-1-83）

② 增强肌力的训练。

早期可选用以下动作：

◆ 臀桥（图 3-1-89）

◆ 蚌式开合（图 3-1-90）

中后期可选用以下动作：

◆ 单腿臀桥（图 3-1-91）

◆ 弹力带抗阻蚌式开合（图 3-1-92）

◆ 仰卧卷腹（图 3-1-56）

◆ 俯卧两头起（图 3-1-58）

③ 协调与稳定性训练。

早期可选用以下动作：

◆ 骨盆时钟运动（图 3-1-109）

中期可选用以下动作：

◆ 屈膝卷腹模式训练（图 3-1-119）

◆ 髋外展模式训练（图 3-1-120）

◆ 髋铰链模式训练（图 3-1-121）

◆ 俯卧伸髋模式训练（图 3-1-122）

后期可选用以下动作：

◆ 鸟狗式（图 3-1-116）

◆ 死虫式（图 3-1-115）

◆ 平板支撑交替伸手抬腿（图 3-1-110）

◆ 侧支撑外展抬腿（图 3-1-111）

◆ 背支撑交替抬腿（图 3-1-112）

2）手术治疗

有间歇性跛行、腰痛、臀部及下肢放射痛或感觉异常，且症状因站立、行走或腰部后伸加重，结合影像学检查，符合退行性腰椎椎管狭窄症的诊断，经 6 个月以上正规保守治疗症状无明显改善者予手术治疗。

七、非特异性下腰痛

非特异性下腰痛是指病因不明的、排除脊柱特异性疾病及神经根性疼痛以外的原因所引起的肋缘以下、臀横纹以上及两侧腋中线之间区域内的疼痛与不适，持续至少一天的疼痛，单侧或双侧，伴或不伴有大腿牵扯痛（膝以上）。其具体病因尚不明确，主要分为机械性因素、化学性因素、社会心理因素等。近年来相关研究表明，大脑结构功能改变、神经反馈和运动控制调节失衡等也参与非特异性下腰痛的发病过程。引起非特异性下腰痛的疾病包括腰臀肌筋膜炎、腰肌劳损、棘上棘间韧带损伤、棘突骨膜炎、第三腰椎横突综合征等。

1. 诊断

1）病史与症状

（1）患者一般无外伤史，病前可有劳累、受凉史。

（2）腰臀部、腰骶部大面积疼痛，可伴有腰部无力、酸痛感、僵硬感。

（3）劳累或天气变化时疼痛加重，久坐久站时腰部出现胀痛不适，休息后可缓解。

（4）疼痛可向下放射到臀部、大腿，一般不超过膝关节。

（5）急性发作的疼痛可使患者不能入睡、翻身。

2）体格检查

（1）腰臀肌筋膜炎：腰肌、臀大肌广泛压痛；腰肌轻度萎缩；可触及沿筋膜走行方向的痛性结节；局部可有局限性压痛点和肌肉痉挛，有时可扪及条索状结节。

（2）腰肌劳损：骶棘肌、髂嵴后部、骶骨后压痛明显；疼痛多为隐痛、钝痛或腰部酸软无力；有时可有多处压痛点。

（3）棘上棘间韧带损伤：腰痛、棘突或棘突间压痛明显，局部肿胀；弯腰时疼痛加重，伸展时减轻；除压痛外可在棘突上摸到条索样剥离。

（4）棘突骨膜炎：脊柱后伸痛；棘突局部有痛性团块。

（5）第三腰椎横突综合征：腰痛；第三腰椎横突处压痛明显，可扪及痛性筋结；直腿抬高试验可阳性，一般加强试验阴性。

3）影像学检查

（1）非特异性下腰痛多无特异性影像学表现。

（2）X 线片可发现脊柱结构性变化及椎体形态、椎旁软组织改变等。

（3）必要时可行 CT 或 MRI 检查排除其他病变。

2. 鉴别诊断

◆ **脊柱特异性疾病**

腰椎间盘突出症、腰椎椎管狭窄症、腰椎滑脱症、脊柱外伤、脊柱肿瘤、代谢性疾病等。

◆ **神经疾病**

脊髓肿瘤，如马尾肿瘤。

◆ **内脏相关疾病**

腹腔内病变、肾结石、肾盂肾炎等。

◆ **血管性疾病**

腹部动脉瘤、夹层动脉瘤等。

◆ **心因性疾病**

抑郁症、癔症等。

3. 功能测试与评估

（1）肌力：主要评估腹肌耐力、背肌耐力、腰侧屈肌耐力（图3-1-4、图3-1-5、图3-1-6）。

（2）关节活动度：观察患者是否存在腰椎前屈、后伸、侧屈和胸椎旋转活动受限（图3-1-14、图3-1-15、图3-1-16、图3-1-13）。

（3）肌肉柔韧性：评估腰方肌柔韧性、背阔肌柔韧性、髋内收肌群柔韧性、髂腰肌柔韧性（改良托马斯试验）、腘绳肌柔韧性、臀大肌柔韧性（图3-1-25、图3-1-26、图3-1-27、图3-1-29、图3-1-30、图3-1-31）。

（4）稳定性：评估旋转稳定性（图3-1-32）。

（5）呼吸模式：观察吸气启动时胸部和腹部运动顺序（图3-1-33）。

（6）动作模式：举手深蹲、俯卧伸髋、屈膝卷腹、髋外展和腰椎-骨盆节律（图3-1-34、图3-1-36、图3-1-37、图3-1-38、图3-1-39）。

（7）体态评估：观察患者腰椎曲度和骨盆位置，是否存在腰曲过大、骨盆旋移（图3-1-44）。

4. 热身技术

1）动态拉伸

◆ 弓步转身（图3-1-48）

◆ 手足前走（图3-1-49）

◆ 弓步向前（图3-1-50）

◆ 提踵抬腿向前走（图 3-1-51）

◆ 髋外旋提踵向前走（图 3-1-52）

◆ 弓步体前屈（图 3-1-53）

2）核心肌群激活

◆ 腹式呼吸（图 3-1-54）

◆ 平板支撑（图 3-1-55）

◆ 仰卧卷腹（图 3-1-56）

◆ 俯卧两头起（图 3-1-58）

5. 防护技术

1）肌内效贴

材料：肌内效贴。

作用：放松腰部损伤肌肉，增加感觉输入，减轻疼痛，促进核心肌肉稳定性。

患者取前屈摆位，医者使用2条 "Y" 形肌内效贴，锚固定于骶骨，尾向肩胛区延展。再双手抱胸，颈部屈曲，呈弓背坐姿，使用两条 "I" 形肌内效贴，一条贴布锚固定于一侧髂嵴，以自然拉力或中度拉力跨中线沿对侧背阔肌向肩胛下延展；另一条贴布以同法贴上，与前条 "Y" 形肌内效贴交叉（图 3-1-136）。

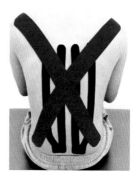

图 3-1-136

2）护具

患者可穿戴对腰部起到稳固支撑作用的护腰（图 3-1-134）。

6. 治疗方案

1）非手术治疗

（1）药物治疗：患者可遵医嘱口服及外敷非甾体抗炎药或肌松药；痛点可

做局部封闭治疗。

（2）中医治疗：a.手法。医者从患者背部至臀部先大面积做抚摩，再由上而下在脊柱两旁做推、揉、按压、滚等手法，力量由轻至重，再用双拇指指针刺激阿是穴、腰眼、肾俞、八髎、环跳、委中、昆仑等，还可在压痛点及硬结处用拇指做弹拨等强刺激，最后以抚摩结束（禁止使用强力按压等重手法）。b.针灸。取阿是穴、肾俞、腰阳关、环跳、委中、次髎等，针刺手法用泻法或平补平泻法。特别是阿是穴采用直刺法，得气后留针或配合电刺激。c.拔罐。可采用走罐、闪罐或定罐，以闪火法在痛点定罐后，上下走动火罐数次再拔罐。

（3）物理因子治疗：可根据局部情况选用超声波治疗、电热疗、超短波治疗、激光治疗、中频脉冲治疗、磁疗、蜡疗等。

（4）康复训练：具体训练如下。

① 改善肌筋膜柔韧性的训练。

◈ 花生球滚压腰椎椎旁肌（图3-1-77）

◆ 泡沫轴滚压竖脊肌（图3-1-79）

◆ 筋膜球滚压臀中、小肌（图3-1-78）

◆ 背阔肌拉伸（图3-1-65）

◆ 腹肌拉伸（图3-1-66）

◆ 竖脊肌拉伸（图3-1-67）

◆ 腰方肌拉伸（图3-1-68）

◆ 髂腰肌拉伸（图3-1-69）

◆ 臀大肌拉伸（图3-1-70）

◆ 腘绳肌拉伸（图3-1-71）

◆ 梨状肌拉伸（图3-1-73）

◆ 脊柱屈曲训练（图3-1-82）

◆ 脊柱伸展训练（图3-1-83）

② 增强肌力的训练。

早期可选用以下动作：

◆ 臀桥（图3-1-89）

◆ 蚌式开合（图3-1-90）

◆ 弹力带抗阻侧卧外侧抬腿（图3-1-96）

◆ 弹力带抗阻后侧抬腿（图3-1-97）

中期可选用以下动作：

◆ 单腿臀桥（图 3-1-91）

◆ 弹力带抗阻蚌式开合（图 3-1-92）

◆ 仰卧卷腹（图 3-1-56）

◆ 俯卧两头起（图 3-1-58）

◆ 下卷腹（图 3-1-98）

后期可选用以下动作：

◆ 仰卧抬腿卷腹（图 3-1-93）

◆ 哑铃腰侧屈（图 3-1-94）

◆ 山羊挺身（图 3-1-95）

③ 协调与稳定性训练。

早期可选用以下动作：

◆ 骨盆时钟运动（图 3-1-109）

◆ 髋外展模式训练（图 3-1-120）

◆ 俯卧伸髋模式训练（图 3-1-122）

中期可选用以下动作：

◆ 猫式伸展（图 3-1-113）

◆ 屈膝卷腹模式训练（图 3-1-119）

◆ 髋铰链模式训练（图 3-1-121）

后期可选用以下动作：

◆ 平板支撑交替伸手抬腿（图 3-1-110）

◆ 侧支撑外展抬腿（图 3-1-111）

◆ 背支撑交替抬腿（图 3-1-112）

◆ 死虫式（图 3-1-115）

◆ 鸟狗式（图 3-1-116）

④ 整合训练。

◆ 箭步蹲肩上推举（图 3-1-124）

◆ 单腿蹲单臂上举（图 3-1-125）

◆ 背靠瑜伽球蹲举（图 3-1-127）

2）手术治疗

非特异性下腰痛患者一般不需手术治疗。

八、腰椎间盘突出症

腰椎间盘突出症是指因腰椎间盘各部分（髓核、纤维环及软骨板）突出或脱出于后方椎管内，导致相邻脊神经根遭受刺激或压迫，从而产生腰部疼痛、一侧下肢或双下肢麻木、疼痛等一系列临床症状的疾病。

1. 诊断

1）病史与症状

（1）患者有长期慢性劳损史，久站或久坐等，如司机、会计等职业人群。

（2）腰部受到猛烈撞击或扭伤等外伤。

（3）长期缺乏运动的人群易患腰椎间盘突出症。

（4）患者腰痛和（或）一侧下肢放射痛。

（5）放射痛多由腰骶部向臀部、大腿后外侧至小腿后侧或外侧及足部。

（6）极少数患者可出现大腿前方麻木疼痛（高位腰椎间盘突出症）。

（7）较重者可出现会阴部麻木感，大小便功能障碍。

2）体格检查

（1）腰椎棘突间及棘突旁压痛，椎旁肌紧张。

（2）腰椎屈伸及侧屈活动受限。

（3）受累神经根支配区感觉、运动及反射改变。

（4）直腿抬高试验、直腿抬高加强试验阳性。

（5）仰卧挺腹试验阳性。

（6）股神经牵拉试验阳性。

3）影像学检查

（1）X线片：病变腰椎节段椎间隙变窄，椎体前后缘及后方小关节骨质增生。

（2）CT：可直接显示腰椎间盘突出及钙化，对突出的程度能较清楚显示。

（3）MRI：能清楚地显示椎体、髓核及其他附件情况，对腰椎间盘突出症可明确地进行定位和定性。

2. 鉴别诊断

◆ 骨盆出口综合征

◆ 梨状肌综合征

◆ 臀上皮神经卡压综合征

◇ 腰椎小关节紊乱

◇ 骶髂关节劳损

◇ 腰椎椎管狭窄症

3. 功能测试与评估

（1）肌力：主要评估腹肌耐力、背肌耐力、腰侧屈肌耐力（图 3-1-4、图 3-1-5、图 3-1-6）。

（2）关节活动度：观察患者是否存在腰椎前屈、后伸、侧屈和胸椎旋转活动受限（图 3-1-14、图 3-1-15、图 3-1-16、图 3-1-13）。

（3）肌肉柔韧性：评估腰方肌柔韧性、腘绳肌柔韧性、臀大肌柔韧性，进行"4"字试验、改良托马斯试验（图 3-1-25、图 3-1-30、图 3-1-31、图 3-1-28、图 3-1-29）。

（4）稳定性：评估旋转稳定性（图 3-1-32）。

（5）呼吸模式：观察患者吸气启动时胸部和腹部运动顺序（图 3-1-33）。

（6）动作模式：举手深蹲、俯卧伸髋、屈膝卷腹、髋外展和腰椎-骨盆节律（图 3-1-34、图 3-1-36、图 3-1-37、图 3-1-38、图 3-1-39）。

4. 热身技术

1）动态拉伸

◇ 弓步转身（图 3-1-48）

◇ 手足前走（图 3-1-49）

◇ 弓步向前（图 3-1-50）

◇ 提踵抬腿向前走（图 3-1-51）

◇ 髋外旋提踵向前走（图 3-1-52）

2）核心肌群激活

◇ 腹式呼吸（图 3-1-54）

◇ 平板支撑（图 3-1-55）

◇ 仰卧卷腹（图 3-1-56）

◇ 俯卧两头起（图 3-1-58）

5. 防护技术

1）肌内效贴

材料：肌内效贴。

作用：支持腰部软组织，促进局部血液循环，改善感觉输入。

　　患者取俯卧位，使用"米"字形贴扎法，4条"I"形肌内效贴均从中间撕开，中段以中度拉力横向贴于病变腰椎棘间（图3-1-133）。然后，患者取侧卧位，使用"I"形肌内效贴以自然拉力，锚固定于足底，尾沿小腿后、腘窝、大腿后的坐骨神经走行延展至腰椎（图3-1-137）。最后，患者取前屈摆位，使用3条"I"形肌内效贴，贴布锚固定在骶椎上方，尾以自然拉力向上延展至L_1棘突，另2条贴布锚分别固定在两侧髂后上棘，尾向上延展至第12肋骨（图3-1-138）。

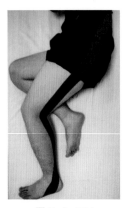
图 3-1-137

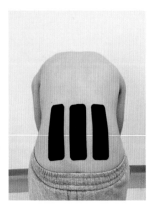
图 3-1-138

　　2）护具

　　患者可穿戴对腰部起到稳固支撑作用的护腰（图3-1-134）。

　　5.治疗方案

　　1）非手术治疗

　　（1）药物治疗：急性期患者可静脉滴注丹参注射液、地塞米松、维生素B、维生素C，及七叶皂苷钠注射液；对疼痛缓解不明显的患者，可予以椎管封闭治疗或椎间孔封闭治疗；缓解期患者可口服及外敷非甾体抗炎药或肌松药。

　　（2）中医治疗（禁止使用强力按压等重手法）：a.手法。从患者背部至臀部先大面积做抚摩，再由上而下在脊柱两旁做推、揉、按压、滚等手法，力量由轻至重，再用双拇指指针刺激阿是穴、腰眼、肾俞、八髎、环跳、委中、昆仑等，还可在压痛点及硬结处用拇指做弹拨等稍强刺激，最后以抚摩结束。b.针灸。取阿是穴、肾俞、腰阳关、环跳、委中、次髎等，针刺手法用泻法或平补平泻法。特别是阿是穴采用直刺法，得气后留针或配合电刺激。

　　（3）物理因子治疗：可根据患者局部情况选用超声波治疗、电热疗、中频脉冲治疗、磁疗、微波治疗等。

（4）康复训练：训练过程中应更加强调患者腰部稳定性，避免腰椎过度屈、伸、旋转，避免引发剧烈疼痛或下肢放射痛，疼痛时应尽量避免动力性运动。

① 改善肌筋膜柔韧性的训练。

◈ 花生球滚压腰椎椎旁肌（图 3-1-77）

◈ 筋膜球滚压臀中、小肌（图 3-1-78）

◈ 泡沫轴滚压竖脊肌（图 3-1-79）

◈ 梨状肌拉伸（图 3-1-73）

◈ 腘绳肌拉伸（图 3-1-71）

◈ 髂腰肌拉伸（图 3-1-69）

◈ 臀大肌拉伸（图 3-1-70）

◈ 脊柱屈曲训练（图 3-1-82）

◈ 脊柱伸展训练（图 3-1-83）

② 增强肌力的训练。

早期可选用以下动作：

◈ 臀桥（图 3-1-89）

◈ 蚌式开合（图 3-1-90）

中期可选用以下动作：

◈ 单腿臀桥（图 3-1-91）

◈ 弹力带抗阻蚌式开合（图 3-1-92）

◈ 仰卧卷腹（图 3-1-56）

◈ 俯卧两头起（图 3-1-58）

◈ 下卷腹（图 3-1-98）

后期可选用以下动作：

◈ 仰卧抬腿卷腹（图 3-1-93）

◈ 哑铃腰侧屈（图 3-1-94）

◈ 山羊挺身（图 3-1-95）

③ 协调与稳定性训练。

早期可选用以下动作：

◈ 骨盆时钟运动（图 3-1-109）

中期可选用以下动作：

◈ 猫式伸展（图 3-1-113）

- ◆ 屈膝卷腹模式训练（图 3-1-119）
- ◆ 髋外展模式训练（图 3-1-120）
- ◆ 髋铰链模式训练（图 3-1-121）

后期可选用以下动作：

- ◆ 平板支撑交替伸手抬腿（图 3-1-110）
- ◆ 侧支撑外展抬腿（图 3-1-111）
- ◆ 背支撑交替抬腿（图 3-1-112）
- ◆ 死虫式（图 3-1-115）
- ◆ 鸟狗式（图 3-1-116）

④ 整合训练。

- ◆ 慢跑（图 3-1-126）
- ◆ 背靠瑜伽球蹲举（图 3-1-127）

2）手术治疗

腰椎间盘突出症诊断明确，症状严重，疼痛难忍，经各种非手术治疗无效者；经常复发，进行性运动和感觉缺失，影响生活及正常的训练及比赛；马尾神经受压严重，引起括约肌功能异常者可选用手术治疗。

九、腰椎滑脱症

腰椎滑脱症是指先天性发育不良、创伤、劳损等原因造成相邻椎体骨性连接异常而发生的上位椎体与下位椎体部分或全部滑移的疾病。

1. 诊断

1）病史与症状

（1）多数患者可无症状，有症状者常见腰痛。

（2）患者有神经源性间歇性跛行，疼痛可同时向骶尾部、臀部、大腿后方放射。

（3）腰痛与姿势或活动有关，站立或行走时疼痛，卧床休息后可缓解。

2）体格检查

（1）姿势异常，弯腰或屈髋行走。

（2）腰椎棘突间隙可有压痛。

（3）局部可触及"台阶感"。

3）影像学检查

（1）X线片：正、侧位及 45° 斜位片可显示腰椎椎弓峡部、滑脱情况，腰椎过伸、过屈位片可显示滑脱节段是否稳定。

（2）CT：可准确判断是否存在椎弓峡部裂、椎管狭窄及程度。

2. 鉴别诊断

◈ 腰椎椎管狭窄症（不伴有腰椎滑脱）

◈ 腰椎间盘突出症

◈ 腰椎肿瘤

3. 功能测试与评估

（1）肌力：主要评估腹肌耐力、背肌耐力、腰侧屈肌耐力（图3-1-4、图3-1-5、图3-1-6）。

（2）关节活动度：观察患者是否存在腰椎前屈、后伸、侧屈和胸椎旋转活动受限（图3-1-14、图3-1-15、图3-1-16、图3-1-13）。

（3）肌肉柔韧性：评估腰方肌柔韧性、腘绳肌柔韧性，进行"4"字试验、改良托马斯试验（图3-1-25、图3-1-30、图3-1-28、图3-1-29）。

（4）稳定性：评估旋转稳定性（图3-1-32）。

（5）呼吸模式：观察患者吸气启动时胸部和腹部运动顺序（图3-1-33）。

（6）动作模式：举手深蹲、俯卧伸髋、屈膝卷腹、髋外展和腰椎-骨盆节律（图3-1-34、图3-1-36、图3-1-37、图3-1-38、图3-1-39）。

（7）体态评估：观察患者腰椎曲度和骨盆位置，是否存在腰曲过大、骨盆前倾（图3-1-44）。

4. 热身技术

1）动态拉伸

◈ 弓步转身（图3-1-48）

◈ 手足前走（图3-1-49）

◈ 弓步向前（图3-1-50）

◈ 提踵抬腿向前走（图3-1-51）

◈ 髋外旋提踵向前走（图3-1-52）

2）核心肌群激活

◈ 腹式呼吸（图3-1-54）

◈ 平板支撑（图3-1-55）

◈ 仰卧卷腹（图3-1-56）

◈ 侧卧卷腹（图3-1-57）

5. 防护技术

1）肌内效贴

材料：肌内效贴。

作用：支持腰部软组织，促进局部血液循环，缓解疼痛。

患者取俯卧位，医者使用"米"字形贴，各条"I"形肌内效贴均从中间撕开，中段以中度拉力横向贴于病变腰椎棘间（图3-1-133）。

2）护具

患者可穿戴对腰部起到稳固支撑作用的护腰（图3-1-134）。

6. 治疗方案

1）非手术治疗

（1）药物治疗：患者可遵医嘱口服及外敷非甾体抗炎药或肌松药。中药熏洗。采用郑氏1号和3号熏洗药对患者腰部进行中药熏洗。

（2）中医治疗：a. 手法。禁用强力按压等重手法，从患者背部至臀部先大面积做抚摩，再由上而下在脊柱两旁做推、揉、按压、滚等手法，力量由轻至重，再用双拇指指针刺激阿是穴、腰眼、肾俞、八髎、环跳、委中、昆仑等，还可在压痛点及硬结处用拇指做弹拨等稍强刺激，最后以抚摩结束。b. 针灸。取阿是穴、肾俞、腰阳关、环跳、委中、次髎等，针刺手法用泻法或平补平泻法。特别是阿是穴采用直刺法，得气后留针或配合电刺激。c. 牵引治疗。采用兜布牵引，让患者平卧，用兜布兜住骨盆，屈髋屈膝90°，腰部悬空，利用躯干的重力，使向前移位的腰椎有后移的趋势，减轻对神经的刺激。

（3）物理因子治疗：可根据局部情况选用超声波治疗、电热疗、中频脉冲治疗、磁疗、微波治疗等。

（4）康复训练：训练过程中应更加强调腰部稳定性，避免腰椎过度后伸，避免引发患者剧烈疼痛，疼痛时应尽量避免动力性运动。

① 改善肌筋膜柔韧性的训练。

◆ 花生球滚压腰椎椎旁肌（图3-1-77）

◆ 筋膜球滚压臀中、小肌（图3-1-78）

◆ 泡沫轴滚压竖脊肌（图3-1-79）

◆ 竖脊肌拉伸（图3-1-67）

◆ 髂腰肌拉伸（图3-1-69）

◆ 臀大肌拉伸（图3-1-70）

◆ 腘绳肌拉伸（图3-1-71）

◆ 梨状肌拉伸（图 3-1-73）

◆ 脊柱屈曲训练（图 3-1-82）

② 增强肌力的训练。

早期可选用以下动作：

◆ 臀桥（图 3-1-89）

◆ 蚌式开合（图 3-1-90）

中后期可选用以下动作：

◆ 单腿臀桥（图 3-1-91）

◆ 弹力带抗阻蚌式开合（图 3-1-92）

◆ 下卷腹（图 3-1-98）

③ 协调与稳定性训练。

早期可选用以下动作：

◆ 骨盆时钟运动（图 3-1-109）

◆ 呼吸模式训练（图 3-1-118）

中期可选用以下动作：

◆ 猫式伸展（图 3-1-113）

◆ 髋铰链模式训练（图 3-1-121）

◆ 屈膝卷腹模式训练（图 3-1-119）

◆ 平板支撑（图 3-1-55）

后期可选用以下动作：

◆ 平板支撑交替伸手抬腿（图 3-1-110）

◆ 侧支撑外展抬腿（图 3-1-111）

◆ 背支撑交替抬腿（图 3-1-112）

◆ 四点跪位熊爬训练（图 3-1-114）

◆ 死虫式（图 3-1-115）

◆ 鸟狗式（图 3-1-116）

④ 整合训练。

◆ 箭步蹲肩上推举（图 3-1-124）

◆ 背靠瑜伽球蹲举（图 3-1-127）

2）手术治疗

单纯腰椎峡部不连、轻度滑脱而引起慢性腰痛，腰部持续性疼痛并进行性加重，保守治疗无效者；定期 X 线复查（6～12 个月 1 次）椎体滑脱程度进行性加重者；出现进行性加重的神经功能损害者；可选择手术治疗。

十、椎体骨骺炎

椎体骨骺炎又称休门氏病（Scheuermann's 病）或青年型驼背，是一种以腰椎椎体环状骨骺炎为主的慢性损伤，多见于对腰部柔韧性要求较高的运动项目。多由脊柱反复过伸，使髓核被挤向椎体前部，同时在前纵韧带的阻挡下，髓核对环状骨骺反复挤压，导致骨骺变性或因髓核被挤入骺板使环状软骨分离而引起。该病会对青少年身体发育以及运动员训练造成不可忽视的影响，且易被误诊为脊柱结核病，临床诊治需多加注意。

临床分型：a.椎体前缘吸收塌陷型。b.椎体前缘骨与骨骺不规则增生型。c.单纯性骨骺炎型。d.椎体唇样变型。e.髓核突入椎体型。f.骨骺分离不愈合型。

1. 诊断

1）病史与症状

（1）患者无明确外伤史。

（2）背部酸胀，有隐痛或僵硬感。

（3）疼痛多局限于脊柱正中区域，坐位时，放松腰肌疼痛明显。

（4）大量过伸活动后疼痛加剧。

2）体格检查

（1）椎体骨骺炎无特异性体征。

（2）可触及腰背肌肉僵硬，受累脊柱棘突或椎体旁可有压痛。

（3）脊柱屈伸运动受不同程度限制。

（4）直腿抬高试验阳性。

（5）严重者出现胸腰段脊柱后凸或侧弯。

3）影像学检查

（1）X 线片：可见一个或多个椎体前上下缘有破坏、吸收和缺损，通常表现为 3～5 节脊椎椎体楔形变，许莫氏（Schmorl's）结节及椎体终板不规则。按 X 线片表现可分为三期：a. 吸收期，表现为骨的破坏、吸收和缺损，且多见于 16 岁以下青少年；b. 修复期，表现为发病 2～3 年后，椎体缺损处发生钙化和骨化，骨密度不均；c. 静止期，表现为病变停止发展，其未修复部分留下不同程度畸形。

（2）必要时行 CT 或 MRI 检查排除其他病变。

2. 鉴别诊断

◆ 脊柱结核

脊柱结核为进行性骨破坏性疾病，常表现为低热、盗汗、消瘦、疼痛、活动受限等症状。X线片多表现为椎间隙变窄，其骨破坏集中于椎体中部，椎体边缘模糊，椎体骨骺炎增白，大多数患者会出现椎旁脓肿，正位片中常显示腰大肌阴影增宽。

◆ 姿势性驼背

该驼背为非固定性，易自动或被动纠正，X 线片中不出现椎体楔形变。

◆ 脊柱骨折

脊柱骨折有严重创伤病史和剧烈疼痛，查体见伤处棘突有敏锐扣压痛，X线片显示椎体有明显楔形变。

3. 功能测试与评估

（1）肌力：主要评估腹肌耐力、背肌耐力（图3-1-4、图3-1-5）

（2）关节活动度：a.脊柱活动度。观察患者是否存在腰椎前屈、后伸活动受限（图 3-1-14、图 3-1-15）。b.髋关节活动度。观察患者是否存在前屈、后伸活动受限（图 3-1-17、图 3-1-18）。

（3）肌肉柔韧性：评估腰方肌柔韧性、腘绳肌柔韧性，进行"4"字试验、改良托马斯试验（图 3-1-25、图 3-1-30、图 3-1-28、图 3-1-29）。

（4）稳定性：评估旋转稳定性（图 3-1-32）。

（5）呼吸模式：观察患者吸气启动时胸部和腹部运动顺序（图 3-1-33）。

（6）动作模式：举手深蹲、俯卧伸髋、屈膝卷腹、腰椎–骨盆节律（图3-1-34、图3-1-36、图3-1-37、图3-1-39）。

（7）体态评估：胸背部姿势。观察胸椎排列以及胸椎曲度情况（图3-1-42）。髋腰椎–骨盆姿势。观察腰椎曲度和骨盆位置，如是否存在腰曲过大、骨盆前倾（图3-1-44）。

4. 热身技术

1）肌肉激活

◆ 腹式呼吸（图 3-1-54）

◆ 平板支撑（图 3-1-55）

5. 防护技术

1）肌内效贴

材料：肌内效贴。

作用：支持腰部软组织，促进局部血液循环，缓解疼痛。

患者取前屈摆位，医者使用"米"字形贴，各条"I"形肌内效贴均从中间撕开，中段以中度拉力横向贴于病变腰椎棘间（图 3-1-133）。

2）护具

患者可穿戴对腰部起到稳固支撑作用的护腰（图 3-1-134）。

6. 治疗方案

1）非手术治疗

（1）药物治疗：一般无须药物治疗。

（2）中医治疗：a. 手法。从患者背部至臀部先大面积做抚摩，再由上而下在脊柱两旁做推、揉、按压、滚等手法，力量由轻至重，再用双拇指指针刺激阿是、昆仑、太溪、承山、委中、承扶等穴，还可在压痛点及硬结处用拇指做弹拨等强刺激，最后以抚摩结束。b. 针灸。取阿是、昆仑、太溪、承山、委中、承扶等穴，针刺手法用补法或平补平泻法。c. 拔罐。可采用走罐、闪罐或定罐，以闪火法在痛点定罐后，上下走动火罐数次再拔罐。

（3）物理因子治疗：可根据患者局部情况选用超声波治疗、调制中频电疗法等。

（4）康复训练：具体训练如下。

① 改善关节活动范围的训练。

◆ 花生球滚压腰椎椎旁肌（图 3-1-77）

◆ 筋膜球滚压臀中、小肌（图 3-1-78）

◆ 泡沫轴滚压竖脊肌（图 3-1-79）

◆ 竖脊肌拉伸（图 3-1-67）

◆ 髂腰肌拉伸（图 3-1-69）

◆ 臀大肌拉伸（图 3-1-70）

◆ 腘绳肌拉伸（图 3-1-71）

◆ 梨状肌拉伸（图 3-1-73）

◆ 脊柱屈曲训练（图 3-1-82）

◆ 脊柱伸展训练（图 3-1-83）

② 增强肌力的训练。

早期静力性训练可选用以下动作：

◈ 臀桥（图 3-1-89）

◈ 蚌式开合（图 3-1-90）

中后期可选用以下动作：

◈ 单腿臀桥（图 3-1-91）

◈ 弹力带抗阻蚌式开合（图 3-1-92）

◈ 半蹲（图 3-1-105）

③ 协调与稳定性训练。

早期可选用以下动作：

◈ 骨盆时钟运动（图 3-1-109）

中后期可选用以下动作：

◈ 猫式伸展（图 3-1-113）

◈ 死虫式（图 3-1-115）

◈ 鸟狗式（图 3-1-116）

2）手术治疗

脊柱有明显僵硬的后凸表现，畸形＞ 75°，经非手术治疗后疼痛未缓解且骨骼已发育成熟者可选用手术治疗。手术方法包括：a. 针对畸形相对较轻且柔软者，可单用脊柱后路矫正，采用椎弓根棒钉加压固定；b. 畸形严重且僵硬者，可做前路椎间盘切除，椎间隙撑开植骨术。

十一、骶髂关节损伤

骶骨和髂骨的耳状关节面互相贴合构成了骶髂关节，其关节间隙狭窄，被关节囊紧密包裹，加之周围存在多条韧带加固，使骶髂关节坚强稳定，若非遭受巨大外力难以受损。故骶髂关节为微动关节，仅可轻微进行上下和前后活动，且前后活动过程会伴随关节的旋转运动。

骶髂关节损伤多由直接暴力作用或间接暴力扭转造成，导致骶髂关节韧带损伤或半脱位。多见于对抗性强的运动项目，如篮球、足球等冲撞运动易使骶部和（或）臀部受到前后方向的旋转暴力；亦多见于高处跌落风险高的项目，如使臀部和（或）足部着地受到直接或传导暴力的体操、跳高等。女性在青春期后因激素水平改变，会出现关节韧带松弛，骶髂关节活动范围增加、稳定性降低的现象，导致骶髂关节损伤风险加大。

1. 诊断

1）病史与症状

（1）患者大多有外伤史，部分因产后造成。

（2）患者下腰骶部疼痛，下蹲和弯腰时活动受限。

（3）患者行走和坐时不敢用患侧负重，平卧困难。

（4）患者站立、行走、腰过伸或骨盆扭转时疼痛加重，咳嗽或打喷嚏可引起患侧疼痛或伴有下肢放射痛。

2）体格检查

（1）患侧骶髂关节较健侧隆起；患侧髂后上棘较健侧凸起或凹陷。

（2）患侧骶髂关节有明显压痛，骶骨处有深叩痛，腰臀部肌肉紧张。

（3）腰部前屈、后伸和患侧侧弯时活动受限。

（4）双下肢不等长。

（5）压骶提腿试验阳性。

（6）骨盆旋转试验阳性。

（7）骶髂关节定位试验阳性。

（8）"4"字试验阳性。

（9）骨盆分离与挤压试验阳性。

3）影像学检查

（1）X线片：骶髂关节半脱位者斜位片显示患侧高低不平的关节面排列紊乱，关节间隙比健侧加宽。慢性骶髂关节损伤患者，骶髂关节部骨质密度加大，关节间隙模糊或骨质增生等。

（2）必要时可行 CT 或 MRI 检查排除其他病变。

2. 鉴别诊断

◆ 骶髂关节炎

骶髂关节炎为隐匿发作的持续钝痛，多于活动后发生，休息后缓解。随病情发展，关节活动会因疼痛而受限，甚至休息时也会出现疼痛。

◆ 血清阴性脊柱关节病

3. 功能测试与评估

（1）肌力：主要评估腹肌耐力、背肌耐力、髋后伸肌力、髋外展肌力（图3-1-4、图3-1-5、图3-1-7、图3-1-8）。

（2）关节活动度：观察骶髂关节活动度，患者双手重叠按压两侧髂骨，患侧活动度会有明显减小（图 3–1–21）。

（3）脊柱活动度：观察患者是否存在腰椎前屈、后伸、侧屈活动受限（图 3–1–14、图 3–1–15、图 3–1–16）。

（4）髋关节活动度：观察患者是否存在髋关节前屈、后伸、外旋、内旋活动受限（图 3–1–17、图 3–1–18、图 3–1–19、图 3–1–20）。

（5）肌肉柔韧性：评估髋内收肌群柔韧性、腘绳肌柔韧性，进行“4”字试验、改良托马斯试验（图 3–1–27、图 3–1–30、图 3–1–28、图 3–1–29）。

（6）稳定性：评估旋转稳定性（图 3–1–32）。

（7）动作模式：举手深蹲、俯卧伸髋、髋外展、腰椎 – 骨盆节律、臀中肌试验（图 3–1–34、图 3–1–36、图 3–1–38、图 3–1–39、图 3–1–40）。

4. 热身技术

1）动态拉伸

◈ 弓步转身（图 3–1–48）

◈ 手足前走（图 3–1–49）

◈ 弓步向前（图 3–1–50）

◈ 提踵抬腿向前走（图 3–1–51）

◈ 髋外旋提踵向前走（图 3–1–52）

2）肌肉激活

◈ 腹式呼吸（图 3–1–54）

◈ 平板支撑（图 3–1–55）

◈ 仰卧卷腹（图 3–1–56）

◈ 俯卧两头起（图 3–1–58）

5. 防护技术

1）肌内效贴

材料：肌内效贴。

作用：缓解疼痛，增加其本体感觉。

患者取自然体位，贴扎肌内效贴的锚固定在两侧髂嵴，越过骶骨贴向对侧外下角臀大肌处，两者并成一“X”形，可视状况使用 2 ~ 3 条贴布（3–1–139）。

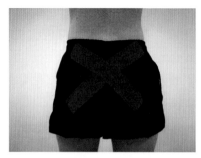

图 3-1-139

2）护具

患者若有韧带损伤，可使用特制的护腰固定进行康复训练（图 3-1-134）。

6. 治疗方案

1）非手术治疗

（1）药物治疗：a. 若有血肿者，需先抽出积血后再进行相应治疗。b. 使用少许利多卡因加透明质酸酶行局部封闭治疗，以促进韧带修复，增加骶髂关节稳定性。c. 中药。患者可内服七厘散，1 克 / 次，3 次 / 天；外敷新伤肿痛散并用红外线照射，1 次 / 天；待症状减轻后，内服强筋片，1 克 / 次，3 次 / 天；局部痛点贴丁桂活络膏。

（2）中医治疗：手法复位。尽可能在患者肌肉放松的情况下进行，且需根据患者脱位方向，采用不同手法。复位后症状和体征多会迅速消失，患者应卧床休息2～3周。向后半脱位者，取俯卧位，做腰后伸扳法。向前半脱位者，取俯卧位，牵引患肢后，以屈髋、屈膝下压法复位。向内上方半脱位者，取俯卧位，两助手分别在旁，一人用手掌将健侧坐骨结节向上撑起，另一人握患侧踝部向下牵引，术者双手用力将患侧髂嵴向下推，有时可听见复位响声，后双手交叠继续按压患侧骶髂关节数次。

（3）物理因子治疗：可根据局部具体情况选用低频电刺激治疗、超声波治疗等。

（4）康复训练：具体训练如下。

① 改善关节活动范围的训练。

◆ 花生球滚压腰椎椎旁肌（图 3-1-77）

◆ 筋膜球滚压臀中、小肌（图 3-1-78）

◆ 髂腰肌拉伸（图 3-1-69）

◆ 臀大肌拉伸（图 3-1-70）

◆ 腘绳肌拉伸（图 3-1-71）

◆ 梨状肌拉伸（图 3-1-73）

◆ 髋内收肌群拉伸（直膝位）（图 3-1-74）

② 增强肌力的训练。

早期静力性训练可选用以下动作：

◆ 臀桥（图 3-1-89）

◆ 蚌式开合（图 3-1-90）

◆ 侧卧内侧抬腿（图 3-1-106）

中后期可选用以下动作：

◆ 单腿臀桥（图 3-1-91）

◆ 弹力带抗阻蚌式开合（图 3-1-92）

③ 协调与稳定性训练。

早期可选用以下动作：

◆ 骨盆时钟运动（图 3-1-109）

中期可选用以下动作：

◆ 猫式伸展（图 3-1-113）

◆ 髋外展模式训练（图 3-1-120）

后期可选用以下动作：

◆ 死虫式（图 3-1-115）

◆ 鸟狗式（图 3-1-116）

◆ 仰卧夹瑜伽球（图 3-1-107）

2）手术治疗

骶髂关节损伤一般不需要手术治疗。

第二节　上肢常见伤病

人的上肢由锁骨、肩胛骨、肱骨、尺骨、桡骨、腕骨、掌骨、指骨连接而成。上肢的关节有：胸锁关节、肩锁关节、盂肱关节、肘关节、腕关节、掌指关节、指间关节等。上肢功能繁多，灵活性要求高，结构相对不稳定，导致其容易遭受外伤及重复性损伤，其中以肩关节损伤在临床最为常见。肩关节由盂肱关节、肩胛胸壁关节、肩锁关节、胸锁关节共同组成。因为肩胛骨关节盂相对较小，肱骨头大而圆，关节囊松弛，故肩关节活动度大。加上肩胛骨的上下回旋等活动相互配合，活动幅度进一步加大。所以肩关节可以完成复杂的大幅度动作，如打棒球、排球、篮球，做体操等。不过大幅度、高难度、重复性的技术动作，也导致肩关节更易发生损伤。

1. 功能解剖

1）关节

肩关节包括盂肱关节、肩锁关节、胸锁关节、肩胛胸壁关节。前三个关节为解剖学关节，肩胛胸壁关节为功能性关节。这四个关节的共同作用使肩部成为上肢最灵活的部位，也正因如此，导致肩部的稳定性不足。所以我们需要深入了解肩关节的功能解剖。

盂肱关节由肩胛骨的关节盂与肱骨头构成，为球窝关节，关节盂相对较小，肱骨头大而圆，关节囊松弛，因此盂肱关节的活动范围相当大。盂肱关节主要功能稳定性的基础不仅包括内嵌韧带中的被动张力，还包括局部诸如旋转肩袖肌群（肩胛下肌、冈上肌、冈下肌、小圆肌）等肌肉产生的主动张力，还有盂唇加大盂肱关节的接触面积。

肩锁关节由肩峰和锁骨的肩峰端形成的关节面构成，内有软骨盘，属于平面关节。肩锁关节允许肩胛骨与锁骨外侧端之间有更多轻微的运动，帮助肩胛骨在过顶动作中处于稳定状态。

胸锁关节是由锁骨的胸骨端、胸骨的锁切迹以及第一根肋骨的软骨组织上缘组成，属于鞍状关节，是肩关节中最稳定的关节。胸锁关节是整个上肢的基点，是上肢与躯干骨连结的唯一的关节。该关节必须牢固地附着，同时允许大范围的运动，以及配合其他关节的运动。

肩胛胸壁关节并非实际的关节，而是肩胛骨与胸廓侧后壁之间的一个连接点。这两个面不直接接触，由肌肉分开，缺乏韧带、关节囊、滑膜，但与肩部的关节的活动相当密切，是肩运动功能学的重要因素。肩胛胸壁关节的功能是定位肱骨，并将肱骨置于最佳的位置，以改善盂肱关节的功能。肩部活动范围在一定程度上是由肩胛胸壁关节最大活动范围所决定的。肩胛胸壁关节缺乏关节的稳定装置，所以肩胛胸壁关节的稳定性很大程度上依赖于胸廓的位置和肩胛骨稳定肌来保持。任何一个限制肩胛骨活动或影响肩胛胸壁关节稳定的因素，将最终限制整个肩部的活动。

2）肌肉

肩袖肌群与肱二头肌长头腱在肩关节处相互配合，为盂肱关节运动提供动态支持。肩袖肌群由冈上肌、冈下肌、小圆肌和肩胛下肌共同组成。虽然每块肌肉都有其特定功能，但协同功能对于盂肱关节的运动更加重要。

冈上肌起自肩胛骨冈上窝，止于肱骨大结节上部。通常认为冈上肌牵拉引起肩外展，但事实上却是肱骨头在冈上肌的作用下向关节盂下方移动，有助于抵消三角肌产生的向上牵拉肱骨的力，避免撞击发生。如果冈上肌损伤或力量薄弱，则肱骨头在活动时会直接向上方移动，最终导致肩峰下滑囊和冈上肌腱被挤压。

冈下肌起自肩胛骨冈下窝，止于肱骨大结节中部。小圆肌起于肩胛骨的外侧缘背面，止于肱骨大结节下部。当肩外展 60°～90° 时，冈下肌和小圆肌共同使肱骨外旋，将肱骨大结节向后旋转，为冈上肌腱和肩峰下滑囊提供空间。另外，冈下肌和小圆肌协助冈上肌向下拉低肱骨头，抵消三角肌向上的拉力。

肩胛下肌起于肩胛下窝，止于肱骨的小结节。其作用是使肱骨头内旋、下降和内收。它由两部分肌肉组成，受两组神经支配。作为唯一从后侧将肱骨头拉近肩胛盂的肩袖肌肉，其作用很重要，可抵消三角肌后束、小圆肌和冈下肌向前的拉力，并作为其他肩袖肌肉的协同肌，维持肱骨头在关节窝中的共轴性。肩胛下肌损伤或肌力弱可导致肱骨头前移、肩峰撞击以及肱二头肌长头肌腱炎。

肱二头肌长头腱附着在肩胛盂上结节，穿过肩关节囊，经肱骨结节间沟下行，止于桡骨粗隆。除使肘关节屈曲外，肱二头肌长头腱还可以作为肩关节的稳定肌。肩关节位置的改变，特别是肩胛骨前倾或肱骨内旋，会导致肱二头肌长头腱在肱骨结节间沟发生偏位，从而导致肱二头肌长头腱腱鞘炎。

前锯肌是维持肩胛骨在胸廓上保持稳定的最重要的肌肉，通过肩胛骨上回旋和外展来协助肩进行过顶动作。下部肌束具有肩胛骨上回旋时将肩胛骨下角固定到胸廓的重要功能。如果前锯肌损伤或肌力弱，当肩进行过顶动作时，可导致肩胛骨不稳。

2. 功能测试与评估

1）肌力

肌力测试与评估见图 3-2-1～图 3-2-19。

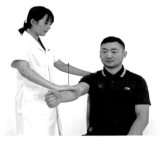
图 3-2-1　肩前屈肌力

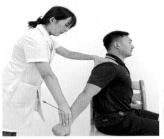
图 3-2-2　肩后伸肌力

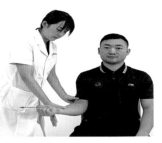
图 3-2-3　肩外旋肌力

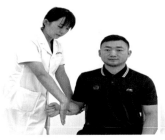
图 3-2-4　肩内旋肌力

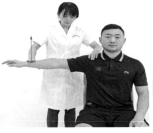
图 3-2-5　肩外展肌力

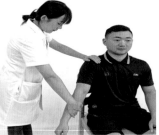
图 3-2-6　肩内收肌力

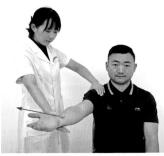
图 3-2-7　肩水平外展肌力

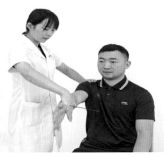
图 3-2-8　肩水平内收肌力

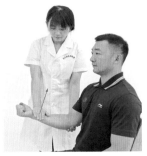
图 3-2-9　肘屈曲肌力

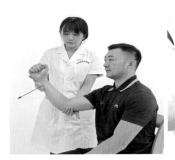
图 3-2-10　肘伸展肌力

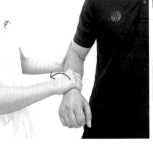
图 3-2-11　前臂旋后肌力

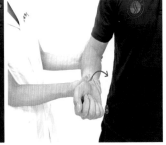
图 3-2-12　前臂旋前肌力

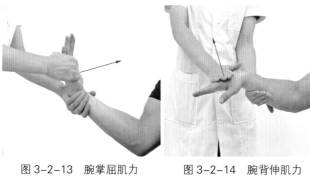

图 3-2-13 腕掌屈肌力　　　图 3-2-14 腕背伸肌力

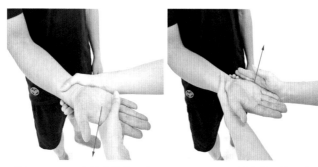

图 3-2-15 腕关节桡偏肌力　　图 3-2-16 腕关节尺偏肌力

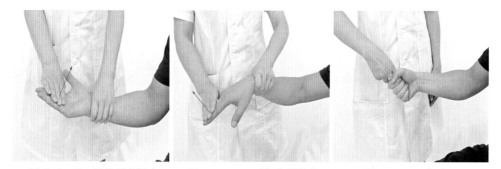

图 3-2-17 手指屈曲肌力　　图 3-2-18 手指伸展肌力　　图 3-2-19 握力

2）关节活动度

关节活动度测试与评估见图 3-2-20～图 3-2-40，胸椎旋转活动度见图 3-1-13。

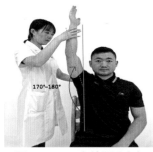
图 3-2-20　肩前屈活动度

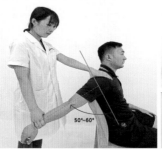
图 3-2-21　肩后伸活动度

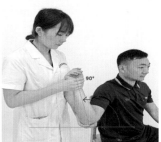
图 3-2-22　肩外旋活动度

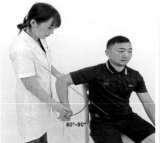
图 3-2-23　肩内旋活动度

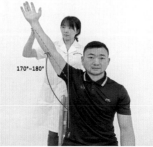
图 3-2-24　肩外展活动度

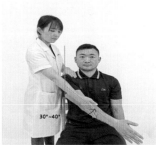
图 3-2-25　肩内收活动度图

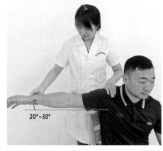
图 3-2-26　肩水平外展活动度

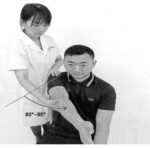
图 3-2-27　肩水平内收活动度

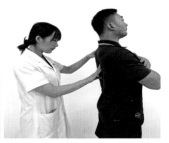
图 3-2-28　胸椎后伸活动度

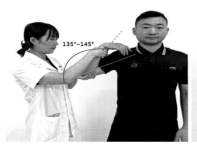
图 3-2-29　肘屈曲活动度

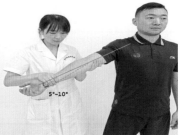
图 3-2-30　肘伸展活动度

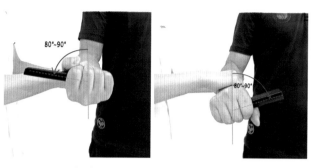

图 3-2-31　前臂旋后活动度　图 3-2-32　前臂旋前活动度

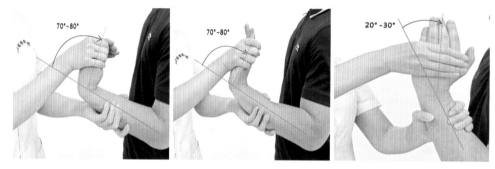

图 3-2-33　腕关节掌屈活动度　图 3-2-34　腕关节背伸活动度　图 3-2-35　腕关节桡偏活动度

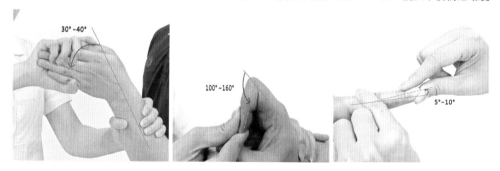

图 3-2-36　腕关节尺偏活动度　图 3-2-37　手指屈曲活动度　图 3-2-38　手指伸展活动度

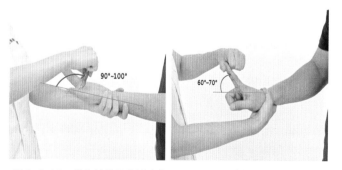

图 3-2-39　掌指关节屈曲活动度　图 3-2-40　掌指关节伸展活动度

3）稳定性

稳定性测试与评估见图 3-2-41 ~ 图 3-2-43。

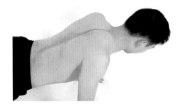

图 3-2-41 俯卧撑地

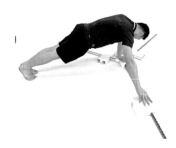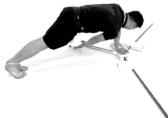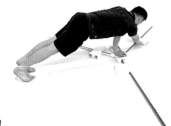

图 3-2-42 上肢 Y-balance 测试

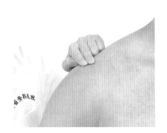

图 3-2-43 肩锁关节稳定性

4）动作模式

肩上举模式：静息位时，两侧肩胛骨是相对对称的，上肢运动时，两侧肩胛骨对称性向上旋转，肩胛下角远离中线向外侧移动，肩胛骨内侧界仍贴于胸壁，且符合肩肱节律运动。异常的模式包括静息位、上肢运动时肩胛骨内侧缘和下角的突起，以及肩胛骨过度上抬和肩肱节律异常（图 3-2-44）。

肩外展模式：患者取坐姿，肘关节屈曲避免肩部旋转，正确动作模式为在肩外展 60° 内不出现肩胛骨上提和躯干向对侧弯曲（图 3-2-45）。

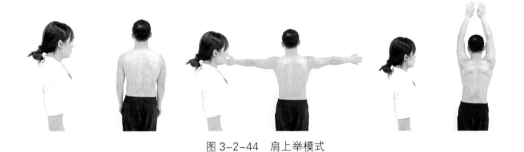

图 3-2-44 肩上举模式

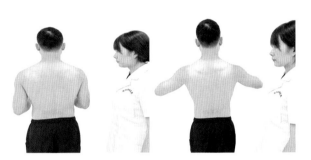

图 3-2-45 肩外展模式

5）其他

盂肱关节中心化见图 3-2-46，肩胛骨位置见图 3-1-42，肩背部姿势见图 3-1-43。

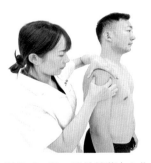

图 3-2-46 盂肱关节中心化

3.热身技术

1）动态拉伸

◆ 前后摆手（图 3-1-45）

◆ 外展扩胸（图 3-1-46）

◆ 前后转肩（图 3-1-47）

2）肌肉激活

肌肉激活见图 3-2-47 ~ 图 3-2-58，弹力带抗阻肩外旋见图 3-1-88。

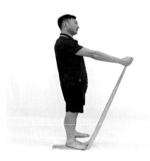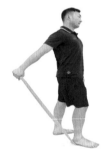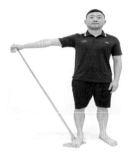

图 3-2-47　弹力带抗阻肩前屈　　图 3-2-48　弹力带抗阻肩后伸　　图 3-2-49　弹力带抗阻肩外展

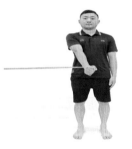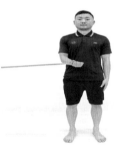

图 3-2-50　弹力带抗阻肩内收　　图 3-2-51　弹力带抗阻肩内旋

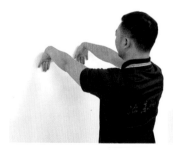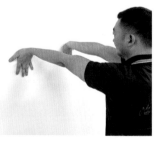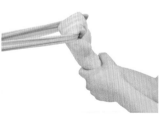

图 3-2-52　腕关节屈曲训练　　图 3-2-53　腕关节伸展训练　　图 3-2-54　弹力带抗阻腕屈曲

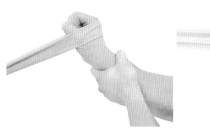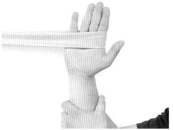

图 3-2-55　弹力带抗阻腕背伸　　图 3-2-56　弹力带抗阻腕桡偏

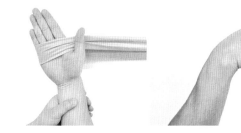

图 3-2-57　弹力带抗阻腕尺偏　　图 3-2-58　腕关节顺/逆时针环转

4. 康复训练

1）改善关节活动度的训练

（1）拉伸训练：相关训练见图3-2-59～图3-2-67。胸大肌拉伸、三角肌前束拉伸、斜方肌上束拉伸、肩胛提肌拉伸、斜角肌拉伸、背阔肌拉伸见图3-1-60～图3-1-65。

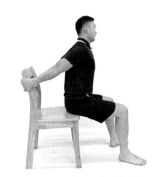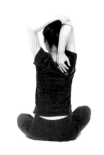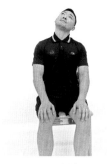

图 3-2-59　肱二头肌拉伸　　图 3-2-60　肱三头肌拉伸　　图 3-2-61　胸锁乳突肌拉伸

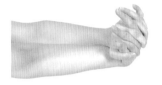
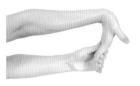
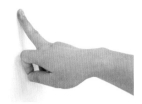

图 3-2-62　腕伸肌群拉伸　　　　图 3-2-63　腕屈肌拉伸　　　　图 3-2-64　指屈肌拉伸

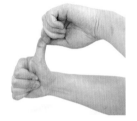
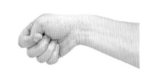
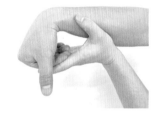

图 3-2-65　拇长屈肌拉伸　　　　图 3-2-66　拇短伸肌、　　　　图 3-2-67　屈指肌拉伸
　　　　　　　　　　　　　　　　　　　　　拇长展肌拉伸

（2）筋膜放松：相关训练见图 3-2-68 ～图 3-2-72；筋膜球滚压胸大、小肌见图 3-1-75、花生球滚压胸椎椎旁肌见图 3-1-76。

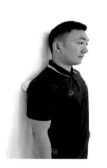
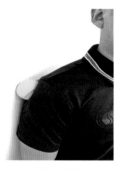
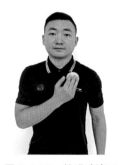

图 3-2-68　筋膜球滚压　　　　图 3-2-69　筋膜球滚压　　　　图 3-2-70　筋膜球滚压
冈下窝　　　　　　　　　　　肩后侧关节囊　　　　　　　　锁骨下窝

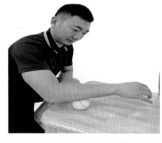
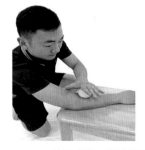

图 3-2-71　筋膜球滚压前臂屈肌群　　　　图 3-2-72　筋膜球滚压前臂伸肌群

（3）主动关节活动度训练：相关训练见图 3-2-73 、图 3-2-74；仰卧位胸椎旋转训练见图 3-1-80，仰卧位胸椎伸展训练见图 3-1-81。

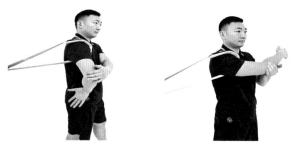

图 3-2-73　盂肱关节动态关节松动（前后向）

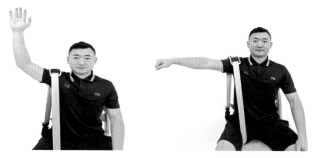

图 3-2-74　盂肱关节动态关节松动（上下向）

2）肌力训练

肌力训练见图 3-2-75 ~ 图 3-2-84，俯身 Y、T、W、L 训练见图 3-1-99。

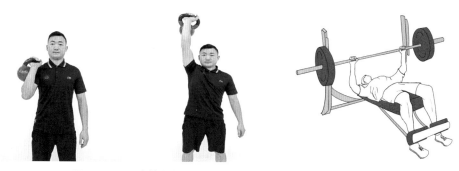

图 3-2-75　壶铃上举　　　　　　　图 3-2-76　杠铃卧推

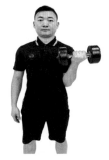 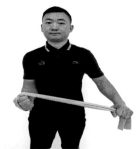 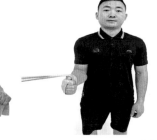

图 3-2-77 哑铃肘弯举　　图 3-2-78 弹力带抗阻前臂外旋　图 3-2-79 弹力带抗阻前臂内旋

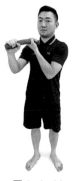 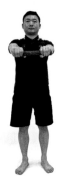 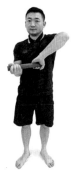

图 3-2-80 赛乐棒泰勒氏扭转训练　　　　图 3-2-81 赛乐棒反泰勒氏扭转训练

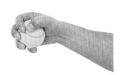 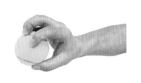 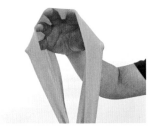

图 3-2-82 抓握训练　　　图 3-2-83 五指捏球　　　图 3-2-84 弹力带五指伸展

3）协调与稳定性训练

（1）相关稳定性训练见图 3-2-85 ~ 图 3-2-87。高位下拉见图 3-1-100，坐位划船见图 3-1-101，哑铃飞鸟见图 3-1-102，肩胛骨控制训练见图 3-1-117。

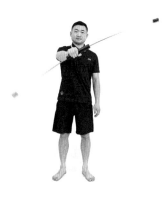

图 3-2-85　振动棒肩关节稳定性训练

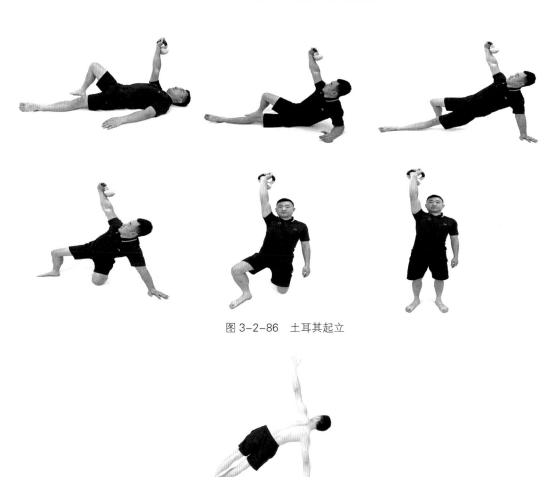

图 3-2-86　土耳其起立

图 3-2-87　单手侧支撑

（2）动作模式训练见图 3-2-88～图 3-2-90。

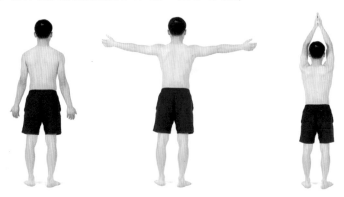

图 3-2-88　肩上举模式训练

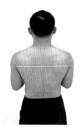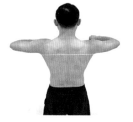

图 3-2-89　肩外展模式训练

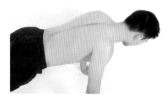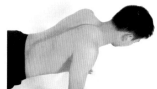

图 3-2-90　俯卧撑模式训练

注：俯卧撑过程中以肩胛骨前伸后缩为主要活动，全程肘关节伸直，肩关节保持稳定。

（3）本体感觉训练见图 3-2-91。

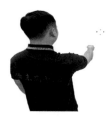

图 3-2-91　肩关节本体感觉训练

注：受试者先睁眼将肩关节前屈90°，随后呈中立位并戴上眼罩或闭眼，再次将肩关节前屈90°；比较两次动作差异并重复进行训练（末端可持握激光笔）。

4）整合训练

◆ 箭步蹲肩上推举（图 3-1-124）

◆ 单腿蹲单臂上举（图 3-1-125）

5.防护技术

肌内效贴和白贴的作用及机制、注意事项和相对禁忌证见本章第一节脊柱常见慢性运动损伤防护技术部分，其他防护技术详见治疗部分。

一、肩袖损伤

肩袖损伤是肩部疼痛和功能障碍的常见原因。肩袖是肩胛下肌、冈上肌、冈下肌、小圆肌等肌腱的腱纤维与关节囊纤维相交织形成的结构，其附着于肱骨大结节和肱骨解剖颈的边缘，内侧与关节囊紧密相连，外侧为三角肌下滑囊。虽然肩袖肌群有各自独立的结构，但组成肩袖的各肌腱在接近肱骨结节止点处融合为一束连续的条带。这种独特的结构提示肩袖肌群间有协同作用，其主要功能是平衡盂肱关节周围的力偶，以提供稳定的动作支点和进行功能性盂肱运动，从而提供肩部的稳定运动。肩袖的正常活动有助于完成肩关节内旋、外旋和上举等动作。肩袖损伤指因创伤或退行性病变导致部分或全层肩袖肌腱的撕裂，从而引起肩关节疼痛及功能的减弱或丧失。肩袖损伤以冈上肌肌腱损伤最为常见，因为该肌腱活动空间受限于喙肩弓，在反复性运动下受到挤压，加上肌腱组织缺血，愈合困难。国内外研究报道，运动员肩袖损伤的发生率较高，尤其是投掷、棒球、垒球、游泳、乒乓球、羽毛球等项目的运动员及其他肩关节反复极度外展的运动员。目前，肩袖损伤的病因学说较多，主流学说认为肩袖损伤与退行性病变和撞击相关，同时与肩峰解剖结构以及激素水平密切相关。

1.诊断

1）病史与症状

（1）患者有肩关节极度外展的反复运动史或创伤史。

（2）肩前外侧疼痛，手臂反复举过头或增加负荷后疼痛加重。

（3）肩部夜间症状加重，功能障碍。

2）体格检查

（1）三角肌前方及外侧、肱骨大结节近端、肩峰下间隙压痛。

（2）肩关节主动活动受限（以外展、外旋及上举较明显），被动活动受限不明显。

（3）疼痛弧试验阳性、落臂试验阳性提示肌腱全层撕裂，Jobe试验阳性提示冈上肌肌腱损伤，外旋抗阻试验、吹号征阳性提示冈下肌和小圆肌损伤，抬离（Lift-off）试验、压腹（Belly press）试验阳性提示肩胛下肌损伤。

（4）肩外旋、屈曲和外展时，力量减弱。

3）影像学检查

（1）X线片：可显示肩峰形态、肱骨大结节囊性变、肩峰下间隙变窄、肩锁关节退行性变等。

（2）超声：对于肩袖全层的损伤有很高的敏感性，是一种快速的检查手段。

（3）MRI：可显示肩袖损伤的程度、范围、肌腱回缩等情况，还可显示肱二头肌长头腱、肩峰形态、肩峰下间隙等。

2. 鉴别诊断

◆ 肩峰下滑囊炎

◆ 肱二头肌长头肌腱炎

肱二头肌长头肌腱炎体格检查提示结节间沟压痛，肱二头肌张力（Speed）试验阳性，抗阻旋后疼痛，患者主述有肩部向上臂放射痛。

3. 功能测试与评估

（1）肌力：评估肩前屈、外旋、内旋、外展肌力（图3-2-1、图3-2-3、图3-2-4、图3-2-5）。

（2）关节活动度：评估肩前屈、外旋、内旋、外展活动度（图3-2-20、图3-2-22、图3-2-23、图3-2-24），活动度检查包括主动和被动，并将患侧与健侧对比。

（3）稳定性：肩关节稳定性（图3-2-41、图3-2-42）。

（4）动作模式：肩上举模式（图3-2-44）、肩外展模式（图3-2-45）。

（5）体态评估：观察患者双侧肩峰位置及肩胛骨位置；观察是否存在圆肩、胸椎曲度增加及肩胛骨向后耸起（图3-1-42、图3-1-43）。

4. 热身技术

1）动态拉伸

◆ 前后摆手（图3-1-45）

◆ 外展扩胸（图3-1-46）

◆ 前后转肩（图3-1-47）

2）肌肉激活

◆ 弹力带抗阻肩前屈（图3-2-47）

◈ 弹力带抗阻肩后伸（图 3-2-48）

◈ 弹力带抗阻肩外展（图 3-2-49）

◈ 弹力带抗阻肩内收（图 3-2-50）

◈ 弹力带抗阻肩外旋（图 3-1-88）

◈ 弹力带抗阻肩内旋（图 3-2-51）

◈ 俯身 Y、T、W、L 训练（图 3-1-99）

5. 防护技术

肌内效贴：

材料：肌内效贴。

作用：减轻疼痛，放松冈上肌，稳定肩关节及改善局部循环。

患者取自然体位，医者以"X"形肌内效贴的中间为锚，将其固定于痛点，各尾以中度拉力延展，再使用"I"形肌内效贴，将锚固定于肱骨大结节上部，尾沿冈上肌延展，止于肩胛骨冈上窝（图 3-2-92）。

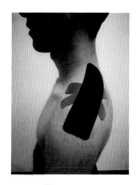

图 3-2-92

6. 治疗方案

1）非手术治疗

（1）药物治疗：急性发作期或疼痛剧烈患者可使用非甾体抗炎药，亦可痛点局部封闭治疗。

（2）中医治疗：a. 手法。急性期以轻手法为主，慢性期手法稍重。基础手法先用捏法拿捏患者斜方肌、肩前后部及上臂部，自上而下，疏松筋结；然后以损伤的肩袖肌腱的肌腹部做局部点压，顺肌纤维方向推压。肩胛下肌损伤时应将患者肩胛骨向外侧推动，另一手手指从侧面向肩胛骨前面抠入，用中指食指弹拨肩胛下肌。最后以牵抖法和搓肩法结束。b. 针灸。选取夹脊、肩井、天宗、肩贞、肩髃、外关等穴位进行针灸，可配合电刺激，可舒筋活络，活血行气。

（3）物理因子治疗：根据局部肿胀、疼痛程度选择冷疗、超声波治疗、红外线治疗等。

（4）康复训练：具体训练如下。

① 改善关节活动范围的训练。

◆ 筋膜球滚压胸大、小肌（图3-1-75）

◆ 花生球滚压胸椎椎旁肌（图3-1-76）

◆ 筋膜球滚压冈下窝（图3-2-68）

◆ 三角肌前束拉伸（图3-1-61）

◆ 斜方肌上束拉伸（图3-1-62）

◆ 肩胛提肌拉伸（图3-1-63）

◆ 背阔肌拉伸（图3-1-65）

◆ 仰卧位胸椎旋转训练（图3-1-80）

◆ 仰卧位胸椎伸展训练（图3-1-81）

◆ 肩关节各向辅助/主动活动度训练

② 增强肌力的训练。

早期静力性训练和中期动力性训练可选用以下动作：

◆ 弹力带抗阻肩前屈（图3-2-47）

◆ 弹力带抗阻肩后伸（图3-2-48）

◆ 弹力带抗阻肩外展（图3-2-49）

◆ 弹力带抗阻肩外旋（图3-1-88）

◆ 弹力带抗阻肩内旋（图3-2-51）

◆ 俯身Y、T、W、L训练（图3-1-99）

后期可选用以下动作：

◆ 壶铃上举（图3-2-75）

◆ 高位下拉（图3-1-100）

◆ 坐位划船（图3-1-101）

◆ 哑铃飞鸟（图3-1-102）

◆ 杠铃卧推（图3-2-76）

③ 协调与稳定性训练。

早期可选用以下动作：

◈ 肩胛骨控制训练（图 3-1-117）

◈ 肩关节本体感觉训练（图 3-2-91）

中期可选用以下动作：

◈ 肩上举模式训练（图 3-2-88）

◈ 肩外展模式训练（图 3-2-89）

◈ 俯卧撑模式训练（图 3-2-90）

◈ 振动棒肩关节稳定性训练（图 3-2-85）

后期可选用以下动作：

◈ 上肢 Y-balance 测试（图 3-2-42）

◈ 单手侧支撑（图 3-2-87）

④ 整合训练。

◈ 箭步蹲肩上推举（图 3-1-124）

◈ 单腿蹲单臂上举（图 3-1-125）

2）手术治疗

保守治疗无效者；肩袖全层撕裂者；肩袖撕裂超过厚度的50%者；非手术治疗6~8周无效或出现急性加重者；存在二次撞击症状经非手术治疗3~6个月无效者，可采用手术治疗。急性撕裂需要重返赛场的运动员可早期施行肩袖修复术。

二、SLAP 损伤

SLAP损伤是指肩胛盂缘或上盂唇自前向后的撕脱，常常累及肱二头肌长头腱附着处，是导致患者慢性肩痛和肩部不稳定的常见原因，肩关节失稳严重影响肩关节的运动能力。肩关节盂唇可增加关节窝的深度，改善凹陷-压缩机制，并且限制肱骨头移动，加强盂肱关节稳定性。肩部的超肩扭转、拉伸或剪切等力量或组合传导到上盂唇，并且超过其应力阈值，从而产生SLAP损伤。由于上盂唇处血液循环差，损伤后的愈合时间较长。运动是SLAP损伤最常见的致损因素，在游泳、羽毛球、排球、棒球、垒球等过顶运动较多的项目中运动员最常见的是Ⅱ型SLAP损伤。SLAP损伤基本原理是肩部过度外展和外旋时，发生后上盂关节和肩袖下表面的撞击，增加肩关节前部不稳定性，重复性撞击又进一步加重了上盂唇的磨损。SLAP损伤一般有急性损伤和退行性损伤两种，急性SLAP损伤由外伤引起，高能量创伤可导致组织损伤严重；退行性SLAP损伤多发于中老年，与患者过顶运动较多有关。

1. 诊断

1）病史与症状

（1）患者有牵拉、对抗牵拉的外伤史。

（2）患者有反复进行投掷运动或过顶运动史。

（3）肩部通常在过顶位、抬举、牵拉类运动时出现疼痛，疼痛会向侧方放射，偶尔会出现夜间痛和日常运动痛。

（4）运动员会频繁出现肩关节疼痛、弹响甚至不稳定的症状，上臂处于外展、前屈位时疼痛加剧。疼痛常常位于肩关节深部，定位困难。

2）体格检查

（1）肩袖间隙压痛。

（2）肩关节加压或内外旋时弹响。

（3）Speed 试验阳性可提示盂唇损伤或肱二头肌腱损伤：将受试者肘关节完全伸直，前臂极度旋后，在肩胛骨平面上上臂抬高 90°，对前臂施加向下的应力，肩关节前部疼痛为试验阳性。

（4）动态挤压 O'Brien 试验阳性可提示盂唇损伤或肩锁关节病变：将受试者上臂置于前屈、内收、内旋位，检查者对前臂施加向下的应力引起肩部的疼痛。必须鉴别肩痛的部位，肩前部的疼痛可能是肩锁关节的病变，中部的疼痛多为 SLAP 损伤。

（5）挤压旋转试验阳性。

（6）Clunk 试验阳性。

（7）仰卧位抗阻屈曲试验阳性。

3）影像学检查

（1）X 线片：通常无异常发现，偶见盂上结节骨折（伴骨性撕裂的 SLAP 损伤）。

（2）超声：可见盂唇变钝，回声增强或盂唇内有回声裂隙。

（3）MRI：可见上盂唇和肱二头肌长头腱附着处的损伤。

（4）磁共振关节造影：磁共振关节造影对 SLAP 损伤诊断准确率在 70% 以上，可在上盂唇、肱二头肌长头腱附着处发现高密度信号。

（5）关节镜检查：是唯一可以确诊 SLAP 损伤的检查方式。

2. 鉴别诊断

◆ Bankart 损伤

◆ 肩袖损伤

3. 功能测试与评估

（1）肌力：评估肩前屈、后伸、外旋、内旋、外展肌力（图 3-2-1、图 3-2-2、图 3-2-3、图 3-2-4、图 3-2-5）。

（2）关节活动度：评估肩前屈、后伸、外旋、内旋、外展活动度（图 3-2-20、图 3-2-21、图 3-2-22、图 3-2-23、图 3-2-24），活动度检查包括主动和被动活动度检查，并将患侧与健侧进行对比。

（3）稳定性：评估肩关节稳定性（图 3-2-41、图 3-2-42）。

（4）动作模式：观察肩上举模式（图 3-2-44）、肩外展模式（图 3-2-45）。

（5）体态：评估盂肱关节中心化（图 3-2-46）。

4. 热身技术

1）动态拉伸

◆ 前后摆手（图 3-1-45）

◆ 外展扩胸（图 3-1-46）

◆ 前后转肩（图 3-1-47）

2）肌肉激活

◆ 弹力带抗阻肩前屈（图 3-2-47）

◆ 弹力带抗阻肩后伸（图 3-2-48）

◆ 弹力带抗阻肩外展（图 3-2-49）

◆ 弹力带抗阻肩内收（图 3-2-50）

◆ 弹力带抗阻肩外旋（图 3-1-88）

◆ 弹力带抗阻肩内旋（图 3-2-51）

◆ 俯身 Y、T、W、L 训练（图 3-1-99）

5. 防护技术

肌内效贴：

材料：肌内效贴。

作用：稳定肩关节、改善局部循环。

患者取自然体位，肩自然下垂，内旋位，屈肘 90°，前臂旋前，医者使用灯笼形肌内效贴，以中度拉力沿上臂纵轴固定包覆盂肱关节，两端分别固定于锁骨中段上方和三角肌粗隆下方；另一条肌内效贴沿矢状面方向，中间包覆肩峰周围，两端分别固定于胸与背部（图 3-2-93）。

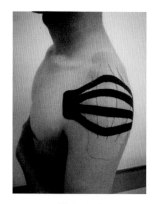

图 3-2-93

6. 治疗方案

1）非手术治疗

（1）药物治疗：急性发作期患者可遵医嘱服用非甾体抗炎药消炎、镇痛。

（2）中医治疗：a. 手法。急性期以轻手法为主，慢性期手法稍重。先用捏法拿捏冈上肌、肩部及上臂部，自上而下，疏松筋结，然后以拿捏三角肌前中束、肱二头肌、肩胛下肌、胸大、小肌为重点，以舒筋活络。b. 针灸。选取夹脊、肩井、天宗、肩贞、肩髃、外关等穴位进行针灸，可配合电刺激，可舒筋活络，活血行气。

（3）物理因子治疗：根据局部疼痛程度选择使用超声波治疗、电热疗、脉冲电治疗、磁疗、体外冲击波治疗、高压氧治疗等。

（4）康复训练：具体训练如下。

① 改善关节活动范围的训练。

◆ 筋膜球滚压胸大、小肌（图 3-1-75）

◆ 胸大肌拉伸（图 3-1-60）

◆ 三角肌前束拉伸（图 3-1-61）

◆ 斜方肌上束拉伸（图 3-1-62）

◆ 肩胛提肌拉伸（图 3-1-63）

◆ 肱二头肌拉伸（图 3-2-59）

◆ 肱三头肌拉伸（图 3-2-60）

◆ 仰卧位胸椎旋转训练（图 3-1-80）

◆ 仰卧位胸椎伸展训练（图 3-1-81）

② 增强肌力的训练。

早期静力性训练和中期动力性训练可选用以下动作：

◈ 弹力带抗阻肩后伸（图 3-2-48）

◈ 弹力带抗阻肩外展（图 3-2-49）

◈ 弹力带抗阻肩外旋（图 3-1-88）

◈ 弹力带抗阻肩内旋（图 3-2-51）

◈ 俯身 Y、T、W、L 训练（图 3-1-99）

后期可选用以下动作：

◈ 壶铃上举（图 3-2-75）

◈ 高位下拉（图 3-1-100）

◈ 坐位划船（图 3-1-101）

◈ 哑铃飞鸟（图 3-1-102）

③ 协调与稳定性训练。

早期可选用以下动作：

◈ 肩胛骨控制训练（图 3-1-117）

◈ 肩关节本体感觉训练（图 3-2-91）

中期可选用以下动作：

◈ 肩上举模式训练（图 3-2-88）

◈ 肩外展模式训练（图 3-2-89）

◈ 俯卧撑模式训练（图 3-2-90）

后期可选用以下动作：

◈ 上肢 Y-balance 检查（图 3-2-42）

◈ 土耳其起立（图 3-2-86）

◈ 单手侧支撑（图 3-2-87）

④ 整体训练。

◈ 箭步蹲肩上推举（图 3-1-124）

◈ 单腿蹲单臂上举（图 3-1-125）

2）手术治疗

O'Brien 试验中出现明显的疼痛、肌力弱者；不能投掷或投掷时的速度和精确性缺失者；需重返赛场的运动员建议早期行手术治疗。

三、肩峰撞击综合征

肩峰撞击综合征是指由于解剖结构或动力学原因，肩峰下组织，主要是肩峰下滑囊以及肩袖，在肩的上举、外展运动中，受到肩峰、肱骨大结节等组织的挤压产生的创伤性炎症，造成肩部疼痛、活动受限。肩峰撞击综合征会破坏肩袖将肱骨头固定在关节盂窝中的功能。一旦失去肩袖对肱骨头的压制，三角肌就会将肱骨头向上牵拉，造成肩峰撞击加剧。除此之外，疼痛会降低运动员肩部的功能，限制肌肉的自主活动并改变肩胛骨和肱骨头之间的协调活动，导致治疗后容易反复发作，影响训练。多见于投掷、篮球、排球、羽毛球、网球、游泳、举重、手球等项目。

1. 诊断

1）病史与症状

（1）患者有过顶运动史。

（2）手臂上举超过水平面时，疼痛局限于肩侧方或肩上方。

（3）手臂外展 90° 以上时，往往出现耸肩动作。

（4）患者有夜间发作性疼痛，损伤累及肩袖时疼痛明显。

2）体格检查

（1）肱骨头上部压痛，可出现三角肌萎缩。

（2）Neer 试验阳性、Jobe 试验阳性、痛弧征阳性、Hawkins 试验阳性。

3）影像学检查

（1）X 线片：肩前后位片可示肩峰 – 肱骨头间隙减小，肱骨大结节上方密度增高，有时可见冈上肌腱钙化灶，冈上肌出口位片可见Ⅲ型肩峰及肩峰骨赘。

（2）彩超：能显示有无肩峰撞击综合征合并肩袖撕裂或退变。

（3）MRI：可提示肩峰前端下方低信号区增大，肩峰下滑囊积液，可明确是否合并肩袖损伤及其损伤程度。

2. 鉴别诊断

◆ 肩袖损伤

◆ 肩峰下滑囊炎

3. 功能测试与评估

（1）肌力：评估肩前屈、后伸、外旋、内旋、外展、内收肌力（图 3-2-1、图 3-2-2、图 3-2-3、图 3-2-4、图 3-2-5、图 3-2-6）。

（2）关节活动度：评估肩前屈、后伸、外旋、内旋、外展、内收活动度（图3-2-20、图3-2-21、图3-2-22、图3-2-23、图3-2-24、图3-2-25）；胸椎后伸活动度（图3-2-28）、胸椎旋转活动度（图3-1-13）。

（3）稳定性：评估肩关节稳定性（图3-2-41、图3-2-42）。

（4）动作模式：观察肩上举模式（图3-2-44）、肩外展模式（图3-2-45）。

（5）体态：评估盂肱关节中心化（图3-2-46）。观察患者双侧肩峰位置及肩胛骨位置；观察是否存在圆肩、胸椎曲度增加及肩胛骨向后耸起（图3-1-42、图3-1-43）。

4. 热身技术

1）动态拉伸

◆ 前后摆手（图3-1-45）

◆ 外展扩胸（图3-1-46）

◆ 前后转肩（图3-1-47）

2）肌肉激活

◆ 弹力带抗阻肩前屈（图3-2-47）

◆ 弹力带抗阻肩后伸（图3-2-48）

◆ 弹力带抗阻肩外展（图3-2-49）

◆ 弹力带抗阻肩内收（图3-2-50）

◆ 弹力带抗阻肩外旋（图3-1-88）

◆ 弹力带抗阻肩内旋（图3-2-51）

◆ 俯身 Y、T、W、L 训练（图3-1-99）

5. 防护技术

肌内效贴：

材料：肌内效贴。

作用：减轻疼痛，改善局部循环，促进感觉输入，稳定肩核心。

患者取自然体位，肩自然下垂，内旋位，屈肘90°，前臂旋前，医者选择灯笼形肌内效贴以中度拉力沿上臂纵轴包覆盂肱关节，尾端分别固定于肩胛骨内上角和三角肌粗隆下方。另取2条"I"形肌内效贴，分别位于肩峰上和肩峰下，均以中度拉力分别固定于胸部和背部（图3-2-94）。

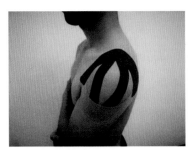

图 3-2-94

6.治疗方案

1）非手术治疗

（1）药物治疗：患者可遵医嘱口服或外用非甾体抗炎药。

（2）中医治疗：a.针灸。可选取夹脊、肩井、天宗、肩贞、肩髃、外关等穴位。b.手法。急性期以轻手法为主，慢性期手法可稍重。先用揉捏法放松胸大肌、胸小肌、三角肌、斜方肌、肱二头肌、肱三头肌等肌肉，配合搓、摇晃等手法松动盂肱关节和肩胛胸壁关节。

（3）物理因子治疗：可根据患者局部情况进行超声波、激光、干扰电、磁振热治疗等。

（4）康复训练：具体训练如下。

① 改善关节活动范围的训练。

◆ 筋膜球滚压胸大、小肌（图 3-1-75）

◆ 筋膜球滚压肩后侧关节囊（图 3-2-69）

◆ 三角肌前束拉伸（图 3-1-61）

◆ 斜方肌上束拉伸（图 3-1-62）

◆ 肩胛提肌拉伸（图 3-1-63）

◆ 仰卧位胸椎旋转训练（图 3-1-80）

◆ 仰卧位胸椎伸展训练（图 3-1-81）

◆ 盂肱关节动态关节松动（前后向）（图 3-2-73）

◆ 盂肱关节动态关节松动（上下向）（图 3-2-74）

② 增强肌力的训练。

早期静力性训练和中期动力性训练可选用以下动作：

◆ 弹力带抗阻肩外旋（图 3-1-88）

◇ 弹力带抗阻肩内旋（图 3-2-51）

◇ 俯身 Y、T、W、L 训练（图 3-1-99）

后期可选用以下动作：

◇ 壶铃上举（图 3-2-75）

◇ 高位下拉（图 3-1-100）

◇ 坐位划船（图 3-1-101）

◇ 哑铃飞鸟（图 3-1-102）

◇ 杠铃卧推（图 3-2-76）

③ 协调与稳定性训练。

早期可选用以下动作：

◇ 肩胛骨控制训练（图 3-1-117）

◇ 肩关节本体感觉训练（图 3-2-91）

中期可选用以下动作：

◇ 肩上举模式训练（图 3-2-88）

◇ 肩外展模式训练（图 3-2-89）

◇ 俯卧撑模式训练（图 3-2-90）

后期可选用以下动作：

◇ 上肢 Y-balance 测试（图 3-2-42）

◇ 土耳其起立（图 3-2-86）

◇ 单手侧支撑（图 3-2-87）

④ 整合训练。

◇ 箭步蹲肩上推举（图 3-1-124）

◇ 单腿蹲单臂上举（图 3-1-125）

2）手术治疗

经正规保守治疗 3 ~ 6 个月，症状无缓解者，可采用手术治疗。手术治疗可通过肩关节镜进行"肩峰下减压术"或"肩峰下成形术"。

四、肩锁关节脱位

肩锁关节脱位在高对抗竞技运动损伤中比较常见。肩锁关节由锁骨远端和肩峰的内侧关节面组成，由于其比较表浅，容易受到直接暴力导致脱位。损伤时通常上臂处于内收位，暴力直接撞击在肩峰上，比如从自行车上摔下，暴力首先传递到肩锁关节，损伤肩锁韧带。如果暴力足够大，则进一步损伤喙锁韧带和三角肌筋膜。肩锁关节表面覆盖透明软骨。肩锁关节在矢状面和冠状面的倾斜度差异很大。锁骨远端和肩峰之间有一软骨盘，其形态和大小各异，通过关节囊以及前后的韧带加强。上方的韧带通过三角肌和斜方肌的纤维附着得到进一步加强，肩锁关节下方的韧带与喙肩韧带的纤维混杂在一起，这样的复合体结构对维持肩锁关节的稳定，特别是对关节的水平方向稳定性起了重要作用。当肩锁关节急性脱位不严重而早期未能得到有效治疗时，会迁延为陈旧性肩锁关节脱位，此时肩关节疼痛和肿胀会明显减轻，但肩关节活动时仍会有明显疼痛且肩关节力量会明显减弱，影响肩关节功能。

肩锁关节脱位的分型：最常用的是 Rockwood 分型，共分为 6 型。

Ⅰ型：肩锁关节韧带扭伤。肩锁韧带和喙锁韧带保持完整。影像学检查无异常。

Ⅱ型：肩锁关节半脱位，肩锁韧带断裂，喙锁韧带外形完整。

Ⅲ型：肩锁关节完全脱位。肩锁韧带和喙锁韧带均断裂。前后位X线片显示：与对侧相比，喙突与锁骨之间的距离增加25%～100%。

Ⅳ型：肩锁关节完全脱位。肩锁韧带和喙锁韧带均断裂，锁骨远端向后脱位进入或穿透斜方肌。

Ⅴ型：肩锁韧带和喙锁韧带均断裂，锁骨远端肌肉止点全部撕脱。与Ⅲ型相同，肩锁关节完全脱位，但喙突与锁骨之间的距离更大，喙突与锁骨之间的距离增加100%～300%。

Ⅵ型：锁骨远端向下脱位，移位至喙突下方、联合腱后方。

1. 诊断

1）病史与症状

（1）患者有明确外伤史，直接暴力是最常见的损伤机制，摔倒时手或肘内收，肩部着地，使肩峰向内下方移位。

（2）肩部疼痛，患侧上肢上举或外展时疼痛加重。

（3）急性肩锁关节脱位时会发现患肢内收，用健肢托住患侧肘部可减轻肩部疼痛。

2）体格检查

（1）肩锁关节肿胀、高凸、压痛。

（2）锁骨远端琴键征阳性。

（3）肩锁关节活动受限。

（4）应仔细检查神经功能情况。

3）影像学检查

（1）X 线片：拍肩关节正位片、肩胛骨 Y 位片、腋位片，必要时同时拍健侧肩正位片进行比较，通常可明确诊断。当喙锁间隙男性大于 7 mm，女性大于 6 mm 即为异常，正常喙锁间距为 11~13 mm，若大于 13 mm 提示脱位可能。

（2）CT 平扫 + 骨三维重建：有助于进一步明确脱位的移位程度、方向，以及选择手术方案。

2. 鉴别诊断

◆ 锁骨骨折

◆ 肩峰骨折

◆ 喙突骨折

◆ 胸锁关节骨折

X 线片及 CT 平扫 + 骨三维重建有助于鉴别。

3. 功能测试与评估

急性损伤须立即固定，慢性损伤须重点评估。

（1）关节活动度：评估肩前屈、后伸、外旋、内旋、外展、内收活动度（图3-2-20、图3-2-21、图3-2-22、图3-2-23、图3-2-24、图3-2-25）。

（2）稳定性：评估肩锁关节稳定性（图 3-2-43）。

（3）动作模式：观察肩上举模式（图 3-2-44）。

4. 热身技术

1）动态拉伸

◆ 前后摆手（图 3-1-45）

◆ 外展扩胸（图 3-1-46）

◆ 前后转肩（图 3-1-47）

2）肌肉激活

◆ 弹力带抗阻肩前屈（图 3-2-47）

◆ 弹力带抗阻肩后伸（图 3-2-48）

◆ 弹力带抗阻肩外展（图 3-2-49）

◆ 弹力带抗阻肩内收（图 3-2-50）

◆ 弹力带抗阻肩外旋（图 3-1-88）

◆ 弹力带抗阻肩内旋（图 3-2-51）

◆ 俯身 Y、T、W、L 训练（图 3-1-99）

5.防护技术

白贴：

材料：白贴。

作用：增加关节稳定性。

患者取自然体位，保持手臂在自然放松位，医者使用1条白贴从胸前外侧纵向上行绕过肩锁关节往后止于肱三头肌中段，另1条沿胸大肌下束的方向45°角斜上绕过三角肌止于肩胛冈下缘冈下肌处（图3-2-95、图3-2-96）。沿着冈上肌走向至上往下用1条白贴跨过肩锁关节，将肩锁关节固定（图3-2-97、图3-2-98）。

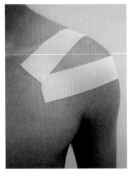 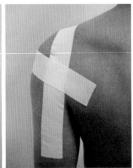

图 3-2-95　　　　　　图 3-2-96

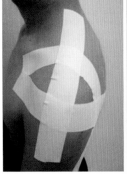 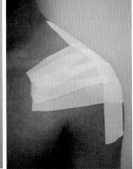

图 3-2-97　　　　　　图 3-2-98

6.治疗方案

1）非手术治疗

Rockwood Ⅰ型或Ⅱ型肩锁关节脱位一般采用保守治疗。休息7～10天，予以冰敷、吊带悬吊。2周后，待疼痛减轻即可开始功能锻炼。Ⅲ型肩锁关节完全脱位的手法复位方法：患者取坐位，屈肘90°，一助手托其肘关节，术者用一手按压锁骨远端向下，助手沿肱骨纵向托，即可复位，但难以维持复位，使用吊带悬吊即可。不建议用压垫和很紧的"8"字绷带强迫维持复位，以防皮肤软组织的压伤。

（1）药物治疗：早期活血化瘀、消肿止痛。患者可遵医嘱内服七味三七口服液、玄胡伤痛片、创伤消肿片。患者可遵医嘱用二黄新伤止痛软膏加压外敷，局部发热加用大黄、地骨皮；痛甚者加乳香、没药。中期活血生新、续经通络，患者可遵医嘱内服祛风活络丸，外敷软筋化坚散。后期补气益血、强筋壮骨，患者可遵医嘱内服归香正骨丸加祛风活络丸。外贴活络膏及用郑氏1、2号熏洗药煎水熏洗。

（2）中医治疗：针灸夹脊、肩井、天宗、肩贞、肩髃、外关等穴位。

（3）物理因子治疗：可根据局部情况进行超声波、激光、干扰电、磁振热治疗等。

（4）康复训练：具体训练如下。

① 改善关节活动范围的训练如下。

◈ 筋膜球滚压胸大、小肌（图 3-1-75）

◈ 斜方肌上束拉伸（图 3-1-62）

◈ 斜角肌拉伸（图 3-1-64）

◈ 胸锁乳突肌拉伸（图 3-2-61）

◈ 筋膜球滚压锁骨下窝松解（图 3-2-70）

② 增强肌力的训练。

早期静力性训练和中期动力性训练可选用以下动作：

◈ 弹力带抗阻肩前屈（图 3-2-47）

◈ 弹力带抗阻肩后伸（图 3-2-48）

◈ 弹力带抗阻肩外展（图 3-2-49）

◈ 弹力带抗阻肩外旋（图 3-1-88）

◈ 弹力带抗阻肩内旋（图 3-2-51）

◈ 俯身 Y、T、W、L 训练（图 3-1-99）

后期可选用以下动作：

◈ 壶铃上举（图 3-2-75）

◈ 高位下拉（图 3-1-100）

◆ 坐位划船（图 3–1–101）

◆ 哑铃飞鸟（图 3–1–102）

◆ 杠铃卧推（图 3–2–76）

③ 协调与稳定性训练。

早期可选用以下动作：

◆ 肩胛骨控制训练（图 3–1–117）

◆ 肩关节本体感觉训练（图 3–2–91）

中期可选用以下动作：

◆ 肩上举模式训练（图 3–2–88）

◆ 俯卧撑模式训练（图 3–2–90）

后期可选用以下动作：

◆ 上肢 Y–balance 测试（图 3–2–42）

◆ 土耳其起立（图 3–2–86）

◆ 单手侧支撑（图 3–2–87）

④ 整合训练。

◆ 箭步蹲肩上推举（图 3–1–124）

◆ 单腿蹲单臂上举（图 3–1–125）

2）手术治疗

Ⅲ型肩锁关节脱位，经 6 周保守治疗后仍有疼痛、肩关节功能恢复欠佳者；Ⅳ～Ⅴ型肩锁关节脱位者可选用手术治疗。

五、肱二头肌长头肌腱炎

肱二头肌长头肌腱炎是肩部常见的伤病。肱二头肌长头肌腱从盂唇附着处开始，从外侧和前方进入结节间沟，穿过肩袖间隙，肌腱表面全层覆盖着一层移行的关节囊滑膜，形成一层腱鞘，末端在结节间沟形成盲袋，使肌腱成为关节内滑膜外的结构。肌腱穿过喙肱韧带的深层和肱横韧带的下方进入结节间沟，近端由喙肱韧带，远端由结节间沟上的肱横韧带维持其稳定。在投掷、体操、举重等有肩关节超常范围转肩活动的运动中，肱二头肌长头肌腱反复在结节间沟中横行或纵行滑动，特别是结节间沟有骨刺时导致反复磨损，或一次性肱骨强力内旋，结节间沟上的肱横韧带等稳定结构损伤甚至断裂导致肱二头肌长头腱受损或滑脱。肱二头肌长头肌腱炎大多发生在结节间沟部。肱二头肌长头肌腱炎病理改变包括：a.肌腱的炎性反应；b.肌腱的退行性改变；c.骨床粗糙；d.伴肩袖损伤。常见于投掷、体操、举重、棒球、击剑、游泳、排球、乒乓球、手球等项目。

1. 诊断

1）病史与症状

（1）患者肩前疼痛，偶放射至肱二头肌肌腹，甚至出现夜间痛。

（2）患者休息后疼痛减弱，反复过顶活动或抬举重物后加重。

2）体格检查

（1）结节间沟部压痛，内外旋转时疼痛加重，伸直肘关节可有捻发音和弹响。

（2）Speed 试验阳性。

（3）肱二头肌抗阻力（Yergason）试验阳性：患者取肩关节中立位，屈肘90°，前臂旋前，检查者施力抵抗前臂旋后时患肩疼痛。

3）影像学检查

（1）X 线片：包括肩关节正侧位及冈上肌出口位 X 线片，可排除患者有无肩峰形态异常。

（2）超声：可协助确诊。

（3）CT：检查了解结节间沟内情况。

（4）MRI：显示肱二头肌长头肌腱信号增强和（或）周围的水肿，可了解是否伴有关节半脱位和脱位状况，以及肩袖、盂唇损伤。

2. 鉴别诊断

◈ 肱二头肌短头肌腱炎

肩部疼痛偏前内方向，喙突有压痛，肘关节伸直位做肩后伸时可诱发牵拉痛。

◈ 肩峰撞击综合征

◈ 肩袖损伤

3. 功能测试与评估

（1）肌力：评估肩前屈、后伸肌力（图 3-2-1、图 3-2-2）。

（2）关节活动度：评估肩前屈、后伸活动度（3-2-20、图 3-2-21）。

（3）动作模式：观察肩上举模式（图 3-2-44）、肩外展模式（图 3-2-45）。

4. 热身技术

1）动态拉伸

◈ 前后摆手（图 3-1-45）

◆ 外展扩胸（图 3-1-46）

◆ 前后转肩（图 3-1-47）

2）肌肉激活

◆ 弹力带抗阻肩前屈（图 3-2-47）

◆ 弹力带抗阻肩后伸（图 3-2-48）

◆ 弹力带抗阻肩外展（图 3-2-49）

◆ 弹力带抗阻肩内收（图 3-2-50）

◆ 弹力带抗阻肩外旋（图 3-1-88）

◆ 弹力带抗阻肩内旋（图 3-2-51）

◆ 俯身 Y、T、W、L 训练（图 3-1-99）

5.防护技术

肌内效贴：

材料：肌内效贴。

作用：缓解疼痛、放松肌肉、帮助肩部活动。

患者取自然体位，医者使用"Y"形肌内效贴，锚固定于桡骨粗隆，尾沿肱二头肌长头、短头延展，分别止于喙突及肩峰。再使用"I"形肌内效贴，中段以较大拉力横向固定于结节间沟，两尾以自然拉力延展（图 3-2-99）。

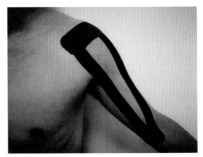

图 3-2-99

6.治疗方案

1）非手术治疗

急性期患者，用三角巾悬吊患肢，局部冷敷，待疼痛缓解后，开始行肩关节功能锻炼。

（1）药物治疗：急性期或瘀滞型患者治以活血化瘀、消肿止痛。患者可遵医嘱内服七味三七口服液、玄胡伤痛片等，外用二黄新伤止痛软膏，局部发热可加用大黄、地骨皮；痛甚者加用乳香、没药。寒湿型患者治以散寒胜湿，通络止痛。患者可口服活络丸，外贴丁桂活络膏及用郑氏 3 号熏洗药煎水熏洗。肝肾亏损型患者治以补肝益肾，通络止痛，口服活络丸，每次 6 g，每日 2 次；外用丁桂活络膏及郑氏 1、3 号熏洗药煎水熏洗。在结节间沟注射氢化可的松有助于缓解疼痛。每周 1 次，3 ~ 4 周 1 个疗程，注意避免在肌腱内注射药物。

（2）中医治疗：a. 手法。治疗急性期患者手法宜轻，常用表面抚摩、揉、捏等手法，放松肩部周围及肱二头肌肌腹，每日或隔日 1 次。待局部症状减轻，按摩力量适当增加，并用拿、弹拨等手法，从上到下依次进行数次，再沿其肌纤维方向用手法理筋。慢性损伤者宜选取肩内陵、肩髃、肩前、曲池、巨骨等穴位进行指针疗法，还可行按、揉、掐手法。b. 针灸。常针刺肩髃、肩前、曲池、巨骨等穴位，根据中医辨证，行补泻或平补平泻法。

（3）物理因子治疗：可行热疗、蜡疗、超声波治疗、冲击波治疗等，每日 1 次，每次 30 min。

（4）康复训练：具体训练如下。

① 改善关节活动范围的训练。

◈ 筋膜球滚压胸大、小肌（图 3–1–75）

◈ 胸大肌拉伸（图 3–1–60）

◈ 三角肌前束拉伸（图 3–1–61）

◈ 斜方肌上束拉伸（图 3–1–62）

◈ 肩胛提肌拉伸（图 3–1–63）

◈ 肱二头肌拉伸（图 3–2–59）

◈ 肱三头肌拉伸（图 3–2–60）

② 增强肌力的训练。

早期静力性训练和中期动力性训练可选用以下动作：

◈ 弹力带抗阻肩外旋（图 3–1–88）

◈ 弹力带抗阻肩内旋（图 3–2–51）

◈ 俯身 Y、T、W、L 训练（图 3–1–99）

后期可选用以下动作：

◈ 高位下拉（图 3–1–100）

◈ 坐位划船（图 3–1–101）

◈ 哑铃飞鸟（图 3–1–102）

◆ 壶铃上举（图 3-2-75）

◆ 杠铃卧推（图 3-2-76）

◆ 哑铃肘弯举（图 3-2-77）

③ 协调与稳定性训练。

早期可选用以下动作：

◆ 肩胛骨控制训练（图 3-1-117）

◆ 肩关节本体感觉训练（图 3-2-91）

中期可选用以下动作：

◆ 肩上举模式训练（图 3-2-88）

◆ 肩外展模式训练（图 3-2-89）

◆ 俯卧撑模式训练（图 3-2-90）

后期可选用以下动作：

◆ 上肢 Y-balance 测试（图 3-2-42）

◆ 土耳其起立（图 3-2-86）

◆ 单手侧支撑（图 3-2-87）

④ 整合训练。

◆ 箭步蹲肩上推举（图 3-1-124）

◆ 单腿蹲单臂上举（图 3-1-125）

2）手术治疗

（1）适应证：a.肱二头肌长头肌腱滑脱。b.急性或慢性肱二头肌长头肌腱断裂。c.保守治疗效果差的肱二头肌长头肌腱炎。

（2）手术方式：目前较少以单独的肱二头肌长头肌腱炎为手术指征。如局部疼痛明确，肌腱损伤、退变，伴有关节不稳等，手术主要以肩关节镜下进行肌腱切断结合固定术、肌腱单纯切断等术式为主。

（3）术后康复：a.三角巾悬吊患肢，行被动、主动或辅助训练。b.肌腱固定患者，3周内屈肘90°行肩关节钟摆训练。c.3周后辅助主动训练，4周后屈肘90°行肩关节主动功能训练。d.6周后行全范围肩关节功能训练。

六、肩关节不稳

肩关节不稳是常见的运动损伤，即肩关节活动时，肱骨头相对于肩胛盂出现超过生理范围的异常活动，在此过程中常伴有疼痛不适或力弱症状，是一组临床上常见的伤病，在运动损伤中较常见。在全身各个关节中肩关节是活动度最大的一个关节，但肱骨头与肩胛骨的关节盂表面仅有 25% 的接触范围。肩关节的正常活动和稳定性既受软组织平衡机制调节，也受骨性结构平衡机制调节，但这两种平衡机制谁发挥更重要的稳定作用还存在争论。在肩关节不稳的患者中，骨性结构和软组织病变常同时存在，二者是否存在因果关系也不确定。参与软组织平衡机制的结构包括静力性和动力性结构。前者包括盂唇 – 韧带 – 关节囊复合体，在肩关节处于最大活动度时发挥作用；后者包括肩袖、肩周肌肉和肱二头肌长头肌腱等。此外，凹陷 – 压迫机制、盂肱平衡机制和关节腔负压主要在肩关节处于中度活动度时发挥作用。

依据方向分类，早期的肩关节不稳常被分为前向不稳定、后向不稳和多向不稳；依据病因用创伤性单方向班卡特损伤（TUBS）和非创伤性肩关节多方向不稳（AMBRI）来对大多数的肩关节不稳进行分类；另外肩关节不稳还可依据不稳定发生的频率分为初发型脱位或复发型脱位两类。肩关节不稳病因复杂，早期诊断、治疗目前尚存在一定的困难。

1. 诊断

1）病史与症状

（1）肩关节前向不稳病史与症状如下：

① 患者有急性肩关节前脱位史。

② 肩处于外展、外旋、过伸时，因间接外力导致复发前脱位。

③ 肩关节疼痛、畸形、功能障碍。

④ 患者可有某一特定创伤史，重复进行某项活动史，特别是过顶运动史（如投掷）。

⑤ 患者有肩关节疼痛、恐惧或自觉肩关节不稳定。

（2）肩关节后向不稳病史与症状如下：

① 患者有严重创伤或反复外伤史。

② 症状较隐匿，有肩关节松动不稳定感或上肢屈曲、内收、内旋时肩关节后脱位。

③ 疼痛位置差异很大，可能位于肩关节后方、前方甚至上肢的前外侧。

（3）肩关节多向不稳病史与症状如下：

① 肩关节多向不稳好发于多发韧带松弛者或反复受损的运动员。

② 常双肩发病，可自行缓解。

③症状严重者日常生活的轻微活动即可诱发肩关节半脱位/脱位，甚至脱位反复发生。

2）体格检查

（1）肩关节前向不稳体格检查如下：

①方肩畸形。

②三角肌萎缩。

③肩部肿胀、压痛，活动受限。

④负荷试验、前抽屉试验、凹陷征、恐惧试验、复位试验均为阳性。

（2）肩关节后向不稳体格检查如下：

①肩后部较健侧明显隆突。

②急冲（Jerk）试验、后抽屉试验阳性。

（3）肩关节多向不稳体格检查如下：

肩关节前、后脱位试验阳性，特别是Sulcus试验阳性。

3）影像学检查

（1）X线片：是肩关节不稳的首选检查方法，常用前后位和腋轴位，以明确各关节关系和形态。

（2）CT：检查评估肩关节骨质有无缺损。

（3）MRI及MRI造影：可明确关节囊、盂唇、韧带等软组织的损伤大小、范围、程度。

2. 鉴别诊断

◆ 肩峰撞击综合征

肩关节前向不稳可出现继发性的非冈上肌出口部位的撞击综合征，因此当肩峰撞击综合征的患者疗效不佳时，应排除有无肩关节不稳。

◆ 肩关节内撞击综合征

肩关节处于前屈、外展、外旋位置时，肩袖的下方表面与肩盂的后上缘产生撞击而出现疼痛，肩关节内撞击综合征可合并肩关节不稳，应仔细鉴别。

3. 功能测试与评估

（1）肌力：评估肩前屈、后伸、外旋、内旋、外展、内收、水平外展、水平内收肌力（图3-2-1、图3-2-2、图3-2-3、图3-2-4、图3-2-5、图3-2-6、图3-2-7、图3-2-8）。

（2）关节活动度：评估肩前屈、后伸、外旋、内旋、外展、内收、水平外展、水平内收活动度（图 3-2-20、图 3-2-21、图 3-2-22、图 3-2-23、图 3-2-24、图 3-2-25、图 3-2-26、图 3-2-27）。

（3）稳定性：评估肩关节稳定性（图 3-2-41、图 3-2-42）。

（4）动作模式：观察肩上举模式（图 3-2-44）、肩外展模式（图 3-2-45）。

（5）体态：评估盂肱关节中心化（图 3-2-46）。观察双侧肩峰位置及肩胛骨位置；观察是否存在圆肩、胸椎曲度异常及肩胛骨位置异常（图 3-1-42、图 3-1-43）。

4. 热身技术

1）动态拉伸

◆ 前后摆手（图 3-1-45）

◆ 外展扩胸（图 3-1-46）

◆ 前后转肩（图 3-1-47）

2）肌肉激活

◆ 弹力带抗阻肩前屈（图 3-2-47）

◆ 弹力带抗阻肩后伸（图 3-2-48）

◆ 弹力带抗阻肩外展（图 3-2-49）

◆ 弹力带抗阻肩内收（图 3-2-50）

◆ 弹力带抗阻肩外旋（图 3-1-88）

◆ 弹力带抗阻肩内旋（图 3-2-51）

◆ 俯身 Y、T、W、L 训练（图 3-1-99）

5. 防护技术

1）白贴

材料：白贴。

作用：增加关节稳定性。

患者取自然体位，保持肩前屈外展外旋体位。医者使用数条白贴依次以三角肌后方为锚，往前方绕过肱骨头往下到腋窝，止于前锯肌后外侧（图 3-2-100）。从肩胛骨外侧缘沿肩峰到肩锁关节，再从前方包括整个关节盂到前锯肌后外侧（图 3-2-101、图 3-2-102）。

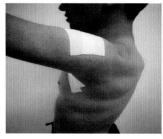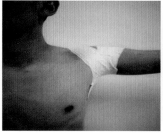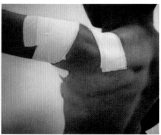

图 3-2-100　　　　　　　　图 3-2-101　　　　　　　　图 3-2-102

2）护具

肩托可以帮助减轻肩部的压力，减少肩部疼痛和不适感。它还可以帮助保护肩部免受进一步的损伤（图 3-2-103）。

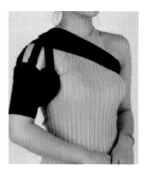

图 3-2-103

6. 治疗方案

1）非手术治疗

（1）药物治疗：根据骨科早、中、晚期辨证论治。早期活血化瘀、消肿止痛，内服七味三七口服液、创伤消肿片、玄胡伤痛片，外敷二黄新伤止痛软膏；中期活血生新、舒筋通络，内服活络丸；后期补气益血、强筋壮骨，内服正骨丸加活络丸。

（2）中医治疗：a.针灸。常针刺肩井、肩髃、肩髎、曲池、巨骨等穴位，根据中医辨证，行补泻或平补平泻法。b.手法复位。绝大部分肩关节脱位都可以在麻醉下行手法复位。手牵足蹬法：患者仰卧，术者位于患侧，将脚跟抵于患者腋窝紧贴胸壁处并向外推挤肱骨头，同时双手握住患肢腕部，保持患肢外展外旋位做持续牵引，逐渐增大牵引力，待肩部肌肉松弛时，可闻及关节入臼声。固定：肩关节前脱位应将肩关节固定于内收、内旋位3周。目前有证据表明肩关节复发脱位率与肩关节固定时间无关。

（3）物理因子治疗：可根据局部情况进行短波、超短波、超声波、激光、干扰电、磁振热治疗等。

（4）康复训练：急性脱位复位后疼痛缓解即行肘、腕、手指主动训练。3周后行肩关节被动前屈上举、体侧内外旋训练及肌肉等长训练。6周后行肩关节主动训练及肌肉等张、等长及抗阻力训练。肩关节多方向不稳定建议保守治疗至少1年，手术治疗疗效差。

① 改善关节活动度的训练。
◆ 筋膜球滚压胸大、小肌（图 3-1-75）
◆ 筋膜球滚压肩后侧关节囊（图 3-2-69）
◆ 斜方肌上束拉伸（图 3-1-62）
◆ 仰卧位胸椎旋转训练（图 3-1-80）
◆ 仰卧位胸椎伸展训练（图 3-1-81）
◆ 盂肱关节动态关节松动（前后向）（图 3-2-73）

② 肌力训练。
早期静力性训练和中期动力性训练可选用以下动作：
◆ 弹力带抗阻肩前屈（图 3-2-47）
◆ 弹力带抗阻肩外旋（图 3-1-88）
◆ 弹力带抗阻肩内旋（图 3-2-51）
◆ 俯身 Y、T、W、L 训练（图 3-1-99）

后期可选用以下动作：
◆ 壶铃上举（图 3-2-75）
◆ 高位下拉（图 3-1-100）
◆ 坐位划船（图 3-1-101）
◆ 哑铃飞鸟（图 3-1-102）
◆ 杠铃卧推（图 3-2-76）

③ 协调性与稳定性训练。
早期可选用以下动作：
◆ 肩胛骨控制训练（图 3-1-117）
◆ 肩关节本体感觉训练（图 3-2-91）

中期可选用以下动作：

◆ 肩上举模式训练（图 3-2-88）

◆ 肩外展模式训练（图 3-2-89）

◆ 振动棒肩关节稳定性训练（图 3-2-85）

后期可选用以下动作：

◆ 上肢 Y-balance 测试（图 3-2-42）

◆ 土耳其起立（图 3-2-86）

◆ 单手侧支撑（图 3-2-87）

④ 整合训练。

◆ 箭步蹲肩上推举（图 3-1-124）

◆ 单腿蹲单臂上举（图 3-1-125）

2）手术治疗

适应证：创伤原因造成的前后盂肱韧带复合体撕裂，引起复发性肩关节前向不稳者；急性脱位造成骨性Bankart损伤者；经严格1年康复治疗无效的非自发性多向不稳或近期有盂肱韧带下复合体损伤者可选用手术治疗。

七、肱骨外上髁炎

肱骨外上髁炎又称网球肘，由前臂伸肌肌腱反复发生微创伤所致，是网球爱好者中较为常见的一种损伤，但在职业运动员中并不多见。虽然肘部损伤在全身的运动损伤中比例不大，但由于肘部过度使用导致损伤的发生率却比较高，临床中以附着点的慢性损伤常见。发病高峰年龄在35～50岁。病变主要以腕伸肌总腱（桡侧腕短伸肌更为重要）、桡骨环状韧带和关节囊的慢性劳损及牵扯引起，反复的负荷会使肌腱产生一些微小的撕裂伤，刺激滑膜增厚，肌腱变性，继而引起局部肌肉组织充血水肿，产生疼痛。目前研究表明肱骨外上髁炎有遗传可能。多见于网球、高尔夫、羽毛球、投掷、击剑、棒垒球、冰球、双人滑雪等项目。

1. 诊断

1）病史与症状

（1）本病起病缓慢，多有肘部损伤、劳损病史，多数无明显外伤。

（2）本病好发于前臂劳动强度较大的工种从业者。

（3）有长期伸腕或手提重物过多史。

（4）肘外侧疼痛，疼痛向前臂桡侧扩散，逐渐加重。

（5）抓握时疼痛加剧致前臂无力，握力减弱，甚至持物落地。

（6）休息后疼痛缓解，之后疼痛变为持续性，影响睡眠及休息。

2）体格检查

（1）肘外侧、外上髁处压痛明显。

（2）前臂伸肌牵拉（Mills）试验阳性、抗阻 + 腕部背伸（Cozen）试验阳性。

（3）前臂抗阻旋后试验阳性。

3）影像学检查

（1）X 线片：检查一般无异常变化，有时可见钙化阴影，晚期可见肱骨外上髁表面粗糙或骨质增生，伸肌腱末端钙化或骨化。

（2）MRI：根据肱骨外上髁伸肌总腱损伤程度分为Ⅰ级（轻度）、Ⅱ级（中度）、Ⅲ级（重度）。Ⅰ级（轻度）：肌腱连续，有增粗或变细，或轻微撕裂，撕裂区域不大于伸肌总腱起始处宽度的20%，T_2WI上呈点片状稍高信号。Ⅱ级（中度）：肌腱撕裂区域为伸肌总腱宽度的20% ~ 80%，T_1WI可呈条片状等高或者稍高信号，T_2WI上呈高信号。Ⅲ级（重度）：肌腱撕裂区域超过伸肌总腱宽度的80%或肌腱完全断裂，远端回缩，T_2WI呈水样高信号。

（3）超声：伸肌总腱起点处肌腱较健侧或者正常人增厚，纤维结构不清，回声减低。

2. 鉴别诊断

◆ 神经根型颈椎病

神经根型颈椎病表现为上肢外侧疼痛，容易和本病相混淆。神经根型颈椎病的上肢外侧疼痛为放射性痛，手及前臂可有感觉障碍区，无局限性压痛，与本病可鉴别。

◆ 肱骨内上髁炎

肱骨内上髁炎与本病的发病机制有部分相似，也为肘部疼痛、活动受限，但其主要表现为内上髁处疼痛和压痛，检查时在前臂旋后、腕关节背伸时伸直肘关节可引起局部疼痛加剧，与本病检查时前臂旋后、腕关节掌屈时伸直肘关节引起局部疼痛加剧有明显区别。

3. 功能测试与评估

（1）肌力：评估前臂旋后、旋前肌力（图3-2-11、图3-2-12），腕关节掌屈、背伸肌力（图3-2-13、图3-2-14)和肘关节屈曲、伸展肌力（图3-2-9、图3-2-10)。

（2）关节活动度：评估肘关节屈曲、伸展活动度（图3-2-29、图3-2-30），前臂旋后、旋前活动度（图 3-2-31、图 3-2-32），腕关节掌屈、背伸活动度（图 3-2-33、图 3-2-34）。

4. 热身技术

◆ 腕关节伸展训练（图 3-2-53）

◆ 弹力带抗阻腕背伸（图 3-2-55）

5. 防护技术

1）肌内效贴

材料：肌内效贴。

作用：有利于局部炎症的消散，抑制或促进伸腕伸指肌群，防止伸腕伸指肌群进行离心抗阻运动时对近端附着处的牵拉。

患者肘微屈手心向下，医者使用"X"形肌内效贴，中间以中度拉力横向贴扎于痛点，两端自然延伸。再保持伸肘屈腕前臂旋前位，使用"Y"形肌内效贴，将锚点固定于腕关节远端，自然拉力，尾端向肱骨外上髁延伸（图 3-2-104）。

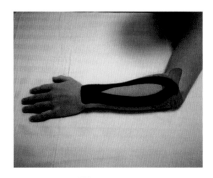

图 3-2-104

2）护具

护具能够限制活动、保护关节、促进局部血液循环（图 3-2-105、图 3-2-106）。

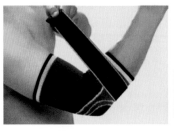 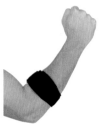

图 3-2-105　　　　　图 3-2-106

6. 治疗方案

根据患者肱骨外上髁处疼痛等症状的严重程度及影像学结果选择合适的治疗手段。

1）非手术治疗

患者需适当休息和避免不利肘部的活动；症状较重者，建议行短期固定制动。

（1）药物治疗：可外敷软坚化结、活血化瘀的中药，疼痛严重可短期口服非甾体抗炎药。外上髁痛点明确者，封闭效果较好。局部皮肤常规消毒，将混合液（2% 利多卡因 4 mL + 倍他米松 25 mg）缓慢加压注射，进行局部封闭，1周1次。

（2）中医治疗：a. 手法。予患侧前臂至上臂来回做表面摩擦和揉捏手法，重点揉捏肱桡肌、腕指伸肌肌腹、肱肌、旋后肌、腕屈肌、旋前圆肌，再用拇指按压肱骨外上髁或肱桡关节间隙及周围，向上下、左右做推拨手法 1～2 min，同时屈伸肘关节及旋转前臂数次，揉、捏手三里、天井、曲池等穴位，最后揉搓、抚摩 1～3 min，避免过多揉捏肱骨外上髁痛点。b. 电针。针取尺泽、阳溪、曲池、手三里、阿是穴等，均为患侧穴位。得气后，接电针治疗仪（疏密波），刺激强度以患者耐受为宜，留针 30 min。每次 30 min，1 次 / 天。c. 针刀。局部麻醉后患肘伸直，操作者左手拇指在桡骨粗隆处将肱桡肌拨开，将小针刀沿肱桡肌内侧缘刺入，直达肱桡关节滑囊和骨面，切开剥离 2～3 次后出针，无菌纱布覆盖针孔后屈伸患肘数次。d. 放血。以痛点为中心分别用三棱针点刺 5～10 针，刺入深度为 1～2 cm。三组放血后拔罐，10 min 后取罐用纱布按压针眼（注意清洁，预防感染）。7 天 1 次，治疗 3 次后观察治疗效果。

（3）物理因子治疗：可采用激光治疗、蜡疗、超短波治疗、离子导入治疗等，以缓解炎症、减轻疼痛。

（4）康复训练：具体训练如下。

① 改善关节活动范围的训练。

◆ 筋膜球滚压前臂屈肌群（图 3-2-71）

◆ 筋膜球滚压前臂伸肌群（图 3-2-72）

◆ 腕伸肌群拉伸（图 3-2-62）

◆ 腕屈肌拉伸（图 3-2-63）

② 增强肌力的训练。

早期静力性训练可选用以下动作：

◆ 弹力带抗阻前臂外旋（图 3-2-78）

◆ 弹力带抗阻前臂内旋（图 3-2-79）

中期静力性训练可选用以下动作：

◆ 弹力带抗阻腕屈曲（图 3-2-54）

◆ 弹力带抗阻腕背伸（图 3-2-55）

◆ 弹力带抗阻腕桡偏（图 3-2-56）

◆ 弹力带抗阻腕尺偏（图 3-2-57）

后期动力性训练可选用以下动作：

◆ 弹力带抗阻腕屈曲（图 3-2-54）

◆ 弹力带抗阻腕背伸（图 3-2-55）

◆ 赛乐棒泰勒氏扭转训练（图 3-2-80）

③ 协调与稳定性训练。

早期可选用以下动作：

◆ 肩胛骨控制训练（图 3-1-117）

◆ 抓握训练（图 3-2-82）

中后期可选用以下动作：

◆ 上肢 Y-balance 测试（图 3-2-42）

◆ 土耳其起立（图 3-2-86）

④ 整合训练。

◆ 箭步蹲肩上推举（图 3-1-124）

◆ 单腿蹲单臂上举（图 3-1-125）

2）手术治疗

针对不同的病因，有伸肌腱附着部松解、桡侧腕伸肌腱部分切断、桡侧滑囊切除、环状韧带部分切除、去神经支配、桡神经管减压和游离桡侧腕短伸肌起点使桡侧腕短伸肌延长等手术方法。

八、肱骨内上髁炎

肱骨内上髁炎，又名高尔夫球肘，是腕屈肌及旋前圆肌在肱骨内上髁附着处反复牵拉刺激，造成的肌腱退行性改变，引起局部肌腱组织充血水肿，产生疼痛。或是由于肘部突受外翻应力，使腕屈肌腱被动过度牵拉致伤，如高尔夫球击球时球杆头击打地面导致肘外翻引发肱骨内上髁附着处损伤。多见于保龄球、体操、排球、高尔夫球、羽毛球、棒垒球、田径投掷等运动项目，发病率较高。

1. 诊断

1）病史与症状

（1）患者有前臂屈肌和旋前圆肌反复紧张、收缩，使肱骨内上髁处前臂屈肌的附着点长期受到牵拉，产生慢性劳损性损伤史。

（2）患者有局部的暴力损伤史。

（3）肘关节内侧持续性酸痛，屈腕时疼痛加重。

（4）患者用力稍久即感握拳、屈腕无力。

2）体格检查

（1）肱骨内上髁处压痛，尺侧腕屈肌及指屈肌有广泛压痛。

（2）局部皮温可略高或降低。

（3）屈腕抗阻试验阳性。

（4）前臂旋前抗阻试验阳性。

3）影像学检查

（1）X线片：早期无明显表现，晚期可见骨质增生或韧带钙化。

（2）超声：可实时动态评估病情，确定疼痛的确切位置，表现为低回声和肌腱增厚。

（3）MRI：表现为肌腱信号增强，厚度增加。

2. 鉴别诊断

◈ 颈椎病

◈ 肱骨外上髁炎

3. 功能测试与评估

（1）肌力：评估前臂旋后、旋前肌力（图3-2-11、图3-2-12）；腕关节掌屈、背伸肌力（图3-2-13、图3-2-14）和肘关节屈曲、伸展肌力（图3-2-9、图3-2-10）。

（2）关节活动度：评估肘关节屈曲、伸展活动度（图3-2-29、图3-2-30）；前臂旋后、旋前活动度（图3-2-31、图3-2-32）；腕关节掌屈、背伸活动度（图3-2-33、图3-2-34）。

4. 热身技术

◈ 腕关节屈曲训练（图3-2-52）

◈ 弹力带抗阻腕屈曲（图3-2-54）

5.防护技术

肌内效贴：

材料：肌内效贴。

作用：促进局部炎症的消散，抑制或促进屈腕屈指肌群。

患者肘伸直手心向上，医者使用"X"形肌内效贴，中间以中度拉力横向贴扎于痛点，两端自然延伸，再保持伸肘伸腕伸指手心向上摆位；再使用"Y"形肌内效贴，将锚固定于腕关节远端掌侧，自然拉力，尾向肱骨内上髁延伸（图3-2-107）。

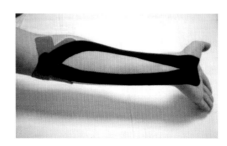

图3-2-107

6.治疗方案

根据患者肱骨内上髁处疼痛等症状的严重程度及影像学结果选择合适的治疗手段。

1）非手术治疗

减轻局部无菌性炎症、缓解局部疼痛。

（1）药物治疗：口服及外敷非甾体抗炎药。局部皮肤常规消毒，将混合液（2%利多卡因4 mL + 倍他米松25 mg）缓慢加压注射，进行局部封闭，1周1次。

（2）中医治疗：a.手法。予患侧前臂至上臂来回做表面摩擦和揉捏手法，重点揉捏腕屈肌、旋前圆肌、腕指伸肌肌腹、肱肌、胸小肌，再用拇指按压肱骨外上髁或肱桡关节间隙及周围，向上下、左右做推拨手法1～2 min，同时屈伸肘关节及旋转前臂数次，揉、捏少海、天井、曲池等穴位，最后揉搓、抚摩1～3 min。b.电针。针取尺泽、少海、内关、神门、阿是穴等，均为患侧穴位。得气后，接电针治疗仪（疏密波），刺激强度以患者耐受为宜，留针30 min。每次 30 min，1 次 / 天。c. 针刀。局部麻醉后患肘伸直，刀口线与前臂纵轴向一致，针刀体和皮肤为 90° 角经由皮肤、皮下组织直达肱骨内上髁的顶点处，纵行横剥，切开剥离 2～3 次后出针，无菌纱布覆盖针孔后屈伸患肘数次。d. 放血。以痛点为中心用三棱针点刺 5～10 针，刺入深度 1～2 cm。放血后拔罐，10 min 后取罐用纱布按压针眼（注意清洁，预防感染）。7 天 1 次，治疗 3 次后观察治疗效果。

（3）物理因子治疗：可采用激光治疗、蜡疗、超短波治疗、离子导入治疗、红外偏振光治疗等，以缓解炎症、减轻疼痛。

（4）康复训练：具体训练如下。

① 改善关节活动范围的训练。

◇ 筋膜球滚压前臂屈肌群（图 3-2-71）

◇ 筋膜球滚压前臂伸肌群（图 3-2-72）

◇ 筋膜球滚压冈下窝（图 3-2-68）

◇ 腕伸肌群拉伸（图 3-2-62）

◇ 腕屈肌拉伸（图 3-2-63）

② 增强肌力的训练。

早期静力性训练可选用以下动作：

◇ 弹力带抗阻前臂外旋（图 3-2-78）

◇ 弹力带抗阻前臂内旋（图 3-2-79）

中期静力性训练可选用以下动作：

◇ 弹力带抗阻腕屈曲（图 3-2-54）

◇ 弹力带抗阻腕背伸（图 3-2-55）

◇ 弹力带抗阻腕桡偏（图 3-2-56）

◇ 弹力带抗阻腕尺偏（图 3-2-57）

◇ 赛乐棒反泰勒氏扭转训练（图 3-2-81）

后期动力性训练可选用以下动作：

◇ 弹力带抗阻腕屈曲（图 3-2-54）

◇ 弹力带抗阻腕背伸（图 3-2-55）

③ 协调与稳定性训练。

早期可选用以下动作：

◇ 肩胛骨控制训练（图 3-1-117）

◇ 抓握训练（图 3-2-82）

中后期可选用以下动作：

◆ 上肢 Y-balance 测试（图 3-2-42）

◆ 土耳其起立（图 3-2-86）

④ 整合训练。

◆ 箭步蹲肩上推举（图 3-1-124）

◆ 单腿蹲单臂上举（图 3-1-125）

2）手术治疗

有持续性疼痛或进行性功能障碍的患者需进行外科手术。

九、三角纤维软骨复合体损伤

三角纤维软骨复合体（the triangular fibrocartilage complex，TFCC）是腕关节尺侧重要的纤维软骨 - 韧带复合结构，由三角纤维软骨和尺月韧带、尺三角韧带等构成，相当于桡骨远端关节面的延伸，支持腕骨并稳定下尺桡关节。TFCC 在腕关节的屈伸、桡偏、旋前、旋后运动中起稳定关节和承受压力、缓冲负荷、传递关节轴向压力的作用。先天性或后天导致的尺骨远端变异，容易造成 TFCC 的撕裂或磨损。当手掌撑地、前臂旋前或手掌快速尺偏，可导致下尺桡关节韧带损伤、脱位，三角纤维软骨损伤。长期手掌支撑或偏向尺侧发力、反复旋转、研磨，也可造成三角纤维软骨的慢性损伤或三角纤维软骨边缘韧带附着处变性或损伤，导致腕关节尺侧疼痛和腕关节功能障碍。该病是腕部慢性疼痛的常见原因，多见于体操、乒乓球、网球、击剑等运动。

1. 诊断

1）病史与症状

（1）患者有明显外伤史（跌倒以手旋前伸展位支撑、急慢性腕旋转伤，外力造成的尺偏型、桡偏型牵引损伤）。

（2）桡尺远侧关节及腕尺侧疼痛，握力减退，手旋转功能受限。

2）体格检查

（1）琴键征阳性。

（2）三角纤维软骨挤压试验阳性。

（3）"尺骨凹"试验阳性。

（4）腕关节痛性弹响。

3）影像学检查

（1）X线片、CT：无直接征象，可显示是否合并骨折、尺骨正向变异、腕三角间隙异常等问题。

（2）MRI：正常无信号区出现增强的信号影，并可延伸至腕骨尺侧的关节面，也可表现为局限性或均匀性增强的信号影。

（3）腕关节镜：是诊断 TFCC 损伤的"金标准"。

2. 鉴别诊断

◆ 手腕部创伤性滑膜炎

3. 功能测试与评估

（1）肌力：评估腕关节掌屈、背伸、桡偏、尺偏肌力（图 3-2-13、图 3-2-14、图 3-2-15、图 3-2-16）；前臂旋后、旋前肌力（图 3-2-11、图 3-2-12）；握力（图 3-2-19）。

（2）关节活动度：评估腕关节掌屈、背伸、桡偏、尺偏活动度（图 3-2-33、图 3-2-34、图 3-2-35、图 3-2-36）和前臂旋后、旋前活动度（图 3-2-31、图 3-2-32）。

4. 热身技术

◆ 腕关节屈曲训练（图 3-2-52）

◆ 腕关节伸展训练（图 3-2-53）

◆ 弹力带抗阻腕屈曲（图 3-2-54）

◆ 弹力带抗阻腕背伸（图 3-2-55）

◆ 弹力带抗阻腕桡偏（图 3-2-56）

◆ 弹力带抗阻腕尺偏（图 3-2-57）

◆ 腕关节顺/逆时针环转（图 3-2-58）

5. 防护技术

1）白贴

材料：白贴。

作用：增加关节稳定性。

患者取腕轻度桡侧屈曲位，医者沿着桡尺骨绕 1 条白贴确定包扎范围（图 3-2-108），从第 1 掌骨远端拉 1 条白贴往下至腕关节下方白贴处（图 3-2-109）。多条白贴重复往下至腕关节下方白贴处。分别侧绕掌骨多条胶布固定远端，桡尺骨处绕多条白贴固定近端，直至露出腕关节（图 3-2-110）。

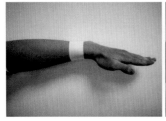 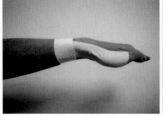 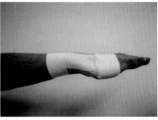

图 3-2-108　　　　　　　图 3-2-109　　　　　　　图 3-2-110

2）护具

护具可增强腕部力量，提高腕关节稳定性，避免二次损伤（图3-2-111）。

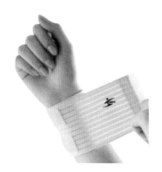

图 3-2-111

6. 治疗方案

急性期患者需制动，腕旋前位疼痛时固定旋后位，旋后位疼痛时固定旋前位，两者皆痛者中立位固定3～4周。

1）非手术治疗

（1）药物治疗：疼痛剧烈者可口服非甾体抗炎药，持续疼痛者使用类固醇注射。

（2）中医治疗：a. 手法。揉捏手法主要放松旋前圆肌、旋前方肌、尺侧腕伸肌等肌肉。在助手辅助下，医者双手握住患者手掌，双手拇指压于桡骨背侧，行牵引手法，时间约1 min，随后医者拇指向下按压患者桡骨，松动桡骨及下尺桡关节，最后松动尺骨远端。b. 针灸。疏经活络止痛，取神门、养老、阿是穴进行针刺，可配合艾灸。

（3）物理因子治疗：根据局部疼痛程度选择超声波、激光治疗等。

（4）康复训练：具体训练如下。

①改善关节活动范围的训练。

◆ 筋膜球滚压前臂屈肌群（图 3-2-71）

◆ 筋膜球滚压前臂伸肌群（图 3-2-72）

◆ 腕伸肌群拉伸（图 3-2-62）

◆ 腕屈肌拉伸（图 3-2-63）

② 增强肌力的训练。

早期静力性训练可选用以下动作：

◆ 弹力带抗阻肩内旋（图 3-2-51）

◆ 弹力带抗阻肩外旋（图 3-1-88）

◆ 弹力带抗阻腕屈曲（图 3-2-54）

◆ 弹力带抗阻腕背伸（图 3-2-55）

◆ 弹力带抗阻腕桡偏（图 3-2-56）

◆ 弹力带抗阻腕尺偏（图 3-2-57）

◆ 弹力带抗阻前臂外旋（图 3-2-78）

◆ 弹力带抗阻前臂内旋（图 3-2-79）

中后期动力性训练可选用以下动作：

◆ 弹力带抗阻腕屈曲（图 3-2-54）

◆ 弹力带抗阻腕背伸（图 3-2-55）

◆ 弹力带抗阻前臂外旋（图 3-2-78）

◆ 弹力带抗阻前臂内旋（图 3-2-79）

③ 协调与稳定性训练。

早期可选用以下动作：

◆ 肩胛骨控制训练（图 3-1-117）

◆ 抓握训练（图 3-2-82）

后期可选用以下动作：

◆ 上肢 Y-balance 测试（图 3-2-42）

◆ 土耳其起立（图 3-2-86）

④ 整合训练。

◆ 箭步蹲肩上推举（图 3-1-124）

◆ 单腿蹲单臂上举（图 3-1-125）

2）手术治疗

非手术治疗失败者（使用腕部夹板及调整活动 3 月仍不见效）；高水平运动

员（如非手术治疗失败后 2 ~ 3 周可进行手术）；三角纤维软骨复合体不稳合并下尺桡关节和尺腕关节对位不良者可选用手术治疗。

十、腕管综合征

腕管综合征（carpal tunnel syndrome，GTS）是临床最常见的一种周围神经卡压综合征，是正中神经在腕管内受到卡压所致。腕管内有指浅和指深屈肌腱，拇长屈肌腱及其他肌腱和正中神经通过。正中神经卡压的症状主要表现为手和腕关节疼痛、麻木、感觉异常和无力，并可放射至拇指、食指、中指和无名指的桡侧。如果延误治疗，可能导致运动功能障碍进行性加重，最终造成手指的屈曲性挛缩。腕管综合征多发于重复性腕关节活动或腕关节反复受压的运动，如吊环、打曲棍球、骑自行车等。

1. 诊断

1）病史与症状

（1）患者有长期过度用力使用腕部史（如木工、厨师等）。

（2）患者有外伤致腕部骨折、脱位等。

（3）腱鞘囊肿、神经鞘膜瘤、脂肪瘤等致腕管压力增大。

（4）患者感到第 1、2、3 指及第 4 指桡侧半的疼痛或感觉异常，持物无力。

（5）夜间或清晨症状加重。

（6）患者主诉手指活动不灵活。

2）体格检查

（1）拇外展力量减弱。

（2）Katz 手症状图测试的结果为"经典"或"可能"。

（3）神经叩击试验（Tinel 征）阳性。

（4）屈腕试验（Phalen 征）阳性。

3）影像学检查

（1）电诊断检查（神经传导测试和肌电图）：可显示神经传导异常，作为诊断"金标准"使用。

（2）超声：可提示正中神经受压及占位情况。

（3）MRI：正中神经在 MRI 上表现为增粗、扁平以及在 T_2WI 上信号增高。

2. 鉴别诊断

◆ 旋前圆肌综合征：疼痛和感觉异常，但此病伴有前臂的麻木，且无夜间发作。

3. 功能测试与评估

（1）肌力：评估腕关节掌屈、背伸肌力（图3-2-13、图3-2-14）；各手指屈曲、伸展肌力（图3-2-17、图3-2-18）和握力（图3-2-19）。

（2）关节活动度：评估腕关节掌屈、背伸活动度（图3-2-33、图3-2-34）；掌指关节屈曲、伸展活动度（图3-2-39、图3-2-40）。

4. 热身技术

◆ 腕关节屈曲训练（图3-2-52）

◆ 腕关节伸展训练（图3-2-53）

◆ 弹力带抗阻腕屈曲（图3-2-54）

◆ 弹力带抗阻腕背伸（图3-2-55）

◆ 弹力带抗阻腕桡偏（图3-2-56）

◆ 弹力带抗阻腕尺偏（图3-2-57）

◆ 腕关节顺/逆时针环转（图3-2-58）

5. 防护技术

肌内效贴：

材料：肌内效贴。

作用：减缓腕管内压力。

患者肘伸直，手掌向上，医者选择"I"形肌内效贴，将锚用无拉力固定在掌根部，中部以自然拉力贴于前臂前群肌肉上，尾端以无拉力贴于肘关节下方的肱骨内上髁处（图3-2-112）。

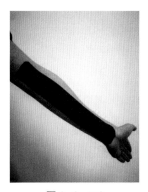

图3-2-112

6. 治疗方案

1）非手术治疗

（1）药物治疗：用曲安奈德 10 mg + 1% 利多卡因 2 mL 腕管内注射进行封闭治疗，1 周 1 次。还可使用活血散瘀洗药和软坚散结洗药，熬沸后熏泡治疗。

（2）中医治疗：a. 手法。用揉捏和推压手法，以腕横韧带为中心，向近、远两端做 5 ~ 10 min。揉捏手法重点放松指深、浅屈肌和拇长屈肌等肌肉，最后拔伸各指。b. 针灸。针刺阳溪、外关、合谷、劳宫等穴位。

（3）物理因子治疗：根据腕部肿胀、疼痛程度选择冷疗、超声波治疗、激光治疗等。

（4）康复训练：具体训练如下。

① 改善关节活动范围的训练。

◆ 筋膜球滚压前臂屈肌群（图 3-2-71）

◆ 筋膜球滚压前臂伸肌群（图 3-2-72）

◆ 腕伸肌拉伸（图 3-2-62）

◆ 腕屈肌群拉伸（图 3-2-63）

◆ 指屈肌拉伸（图 3-2-64）

② 增强肌力的训练。

◆ 弹力带抗阻腕屈曲（静力性）（图 3-2-54）

◆ 弹力带抗阻腕背伸（静力性）（图 3-2-55）

◆ 弹力带抗阻腕桡偏（静力性）（图 3-2-56）

◆ 弹力带抗阻腕尺偏（静力性）（图 3-2-57）

◆ 五指捏球（动力性）（图 3-2-83）

◆ 弹力带五指伸展（动力性）（图 3-2-84）

③ 协调与稳定性训练。

◆ 抓握训练（图 3-2-82）

2）手术治疗

经 8 周非手术治疗仍无法缓解症状，或反复发作者；大鱼际肌萎缩严重者可选择手术治疗；腕管内存在肿物占位时，需手术切除肿物以解除压迫。

十一、手腕腱鞘炎

手腕腱鞘炎是手腕部疼痛的主要原因，包括拇长屈肌腱鞘炎，桡骨茎突狭窄性腱鞘炎，食、中、环指屈指肌狭窄性腱鞘炎，腕背侧指总伸肌腱鞘炎等。当肌肉收缩时，肌腱牵张传递收缩力。肌腱在腱鞘内过度摩擦，导致腱鞘充血、水肿、肥厚，继发变性，通道狭窄，导致腱鞘炎发生或活动弹响，严重时可导致扳机指、闭锁症。发病部位与运动项目密切相关。如桡骨茎突狭窄性腱鞘炎多见于步枪、手枪、体操、举重等项目；食、中、环指屈指肌狭窄性腱鞘炎多见于射击、射箭、摔跤、举重、挥拍类运动；腕背侧指总伸肌腱鞘炎多见于体操、健身、网球等项目。拇长屈肌腱鞘炎多见于举重项目。

1. 诊断

1）病史与症状

（1）患者有手腕部过度活动的慢性损伤史。

（2）拇长屈肌腱鞘炎：手指屈曲时发生无痛性弹响、卡锁或交锁，难以自主伸展患指。

（3）桡骨茎突狭窄性腱鞘炎：腕关节桡侧疼痛，逐渐加重，无力提物。

（4）食、中、环指屈指肌狭窄性腱鞘炎：手指活动时疼痛，局限性压痛，可出现弹响或交锁。

（5）腕背侧指总伸肌腱鞘炎：腕背伸支撑时疼痛，局部压痛、肿胀。

2）体格检查

（1）拇长屈肌腱鞘炎：可在远侧掌横纹处触及黄豆大小的痛性结节，屈伸患指该结节随屈肌腱上、下移动，或出现弹拨现象。

（2）桡骨茎突狭窄性腱鞘炎：桡骨茎突处疼痛和压痛，可向前臂及拇指放射。可触及局部结节突起或增厚的鞘管。腕关节尺偏和屈拇动作时疼痛明显加重。拇指伸展活动受限，握拳尺偏试验（Finkelstein征）阳性。

（3）食、中、环指屈指肌狭窄性腱鞘炎：手指可触到滑动结节。

（4）腕背侧指总伸肌腱鞘炎：抗阻伸腕疼痛。

3）影像学检查

（1）超声：腱鞘及受累肌腱增粗，回声降低、不均，边缘粗糙；腱周滑膜增厚，出现低回声环，正常肌腱的条索状回声消失、紊乱。

（2）X线片：可见肌腱和腱鞘有钙质沉积。

（3）MRI：肌腱增厚，信号升高。

2. 鉴别诊断

◇ 腕部腱鞘囊肿：腕部背侧或掌侧缓慢露出一个圆形包块，表面光滑，推之可移动，按之有弹性，基底固定。超声检查可鉴别。

3. 功能测试与评估

（1）肌力：评估腕关节掌屈、背伸肌力（图3-2-13、图3-2-14）和各手指屈曲、伸展肌力（图3-2-17、图3-2-18）以及握力（图3-2-19），可进行健患侧对比。

（2）关节活动度：评估腕关节掌屈、背伸活动度（图3-2-33、图3-2-34）和各手指屈曲、伸展活动度（图3-2-37、图3-2-38），可进行健、患侧腕关节活动度对比。

4. 热身技术

◆ 腕关节屈曲训练（图3-2-52）

◆ 腕关节伸展训练（图3-2-53）

◆ 弹力带抗阻腕屈曲（图3-2-54）

◆ 弹力带抗阻腕背伸（图3-2-55）

◆ 弹力带抗阻腕桡偏（图3-2-56）

◆ 弹力带抗阻腕尺偏（图3-2-57）

◆ 腕关节顺/逆时针环转（图3-2-58）

5. 防护技术

1）肌内效贴

材料：肌内效贴。

作用：减缓疼痛、放松肌肉。

桡骨茎突狭窄性腱鞘炎患者在无痛的情况下取腕部尺偏、拇指屈曲体位。选择"I"形肌内效贴，将锚用无拉力固定在拇指远端指节，尾以自然拉力沿着拇长展肌、拇短伸肌走行从拇指背侧延伸至腕部上方后，向肱骨外上髁方向贴至桡、尺骨之间近肘关节处（图3-2-113）。

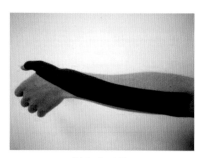

图3-2-113

2）护具

护具可制动手腕部关节，减少活动，预防腱鞘炎（图3-2-114）。

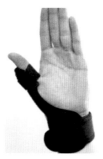

图 3-2-114

6. 治疗方案

1）非手术治疗

（1）药物治疗：患者可遵医嘱局部涂抹含有抗炎药物的膏剂（如扶他林软膏），也可口服非甾体抗炎药。可选择封闭治疗，曲安奈德 5～10 mg + 利多卡因作腱鞘管内注射，7 天 1 次。

（2）中医治疗：a. 手法。先用抚摩、揉、捏等手法按摩腱鞘炎所属肌肉，进行放松；然后用指弹法或刮法对肿大的腱鞘进行按摩，再缓慢活动相应关节，最后以抚摩结束。b. 针灸。选取髀关、风市、血海、梁丘、犊鼻、足三里、三阴交、阿是穴等，可配合电刺激可行气通络、活血化瘀。c. 针刀。取坐位，常规患指皮肤消毒准备，在患者患指找到明显压痛点及触及结节状物，用 1% 利多卡因在此行局部浸润麻醉，药液应进入腱鞘内，将患指伸展并固定，在硬结的近端，手指掌面的正中线，食指位于掌中间横纹远侧 5 mm，在中指和环指位于掌远端横纹远端约 3 mm，在小指位于掌远端横纹远端约 2 mm，在拇指位于掌指横纹远侧 2 mm，即为进针点。针刀直刺入皮肤及皮下，感觉阻力增大时提示针刀抵达指屈肌腱鞘表面，沿肌腱走行方向由近向远端做纵向剥离，可感到针刀尖有"咔咔"声响，阻力感消失，患指屈伸自如，无弹响，即为松解成功。

（3）物理因子治疗：疼痛明显者可选择超短波、离子电渗、微波、红外线治疗等。

（4）康复训练：重点进行改善肌肉柔韧性的训练如下。

◆ 筋膜球滚压前臂屈肌群（图3-2-71）

◆ 筋膜球滚压前臂伸肌群（图3-2-72）

◆ 腕伸肌群拉伸（图3-2-62）

◆ 腕屈肌拉伸（图3-2-63）

◆ 拇长屈肌拉伸（图 3-2-65）

◆ 拇短伸肌、拇长展肌拉伸（图 3-2-66）

◆ 屈指肌拉伸（图 3-2-67）

2）手术治疗

手术治疗适用于非手术治疗 6 个月后无效，甚至加重者。

第三节　髋关节常见伤病

髋关节是人体重要的负重关节，在整个人体生物力线中居于中间位置，起到将力从上到下或者从下到上传导的作用，其稳定性是保证人体负重以及运动功能的重要基础；但髋关节解剖和生理的特点，导致其成为运动中最常见的损伤部位之一，多发生于短跑、长跑、跨栏、体操、球类、标枪、链球、滑冰、高山滑雪、自由式滑雪空中技巧等运动项目中。发生髋关节运动损伤后，若治疗不当或不及时，则会加重损伤程度，延迟康复，并导致一系列并发症的出现，如髋关节撞击综合征、髋关节滑膜炎、髂胫束挛缩、髋关节滑膜嵌顿、股骨大转子滑囊炎等。

1. 功能解剖

髋关节是人体最大的关节，属于典型的球窝关节，由髋臼和股骨头组成，将躯体重量均匀传递到下肢。髋关节周围由大量的韧带（髂股韧带、坐股韧带、耻股韧带等）和大量的肌肉［屈肌，髂腰肌、缝匠肌、股直肌、阔筋膜张肌、长收肌、耻骨肌；内收肌，长收肌、耻骨肌、股薄肌、短收肌、大收肌；伸肌，臀大肌、股二头肌（长头）、半腱肌、半膜肌；外展肌，臀中肌、臀小肌、阔筋膜张肌］把股骨头稳定地固定在髋臼内，股骨近端较厚的软骨层、肌肉、股骨颈可帮助缓冲通过髋关节的巨大冲击力。因疾病、伤害、发育异常、畸形或创伤引起任何一项保护性功能失常都会导致关节结构退化。

髋关节的运动方式有前屈、后伸、外展、内收、内旋、外旋以及环转。下肢运动的活动范围由髋关节发动。当髋关节活动范围受限时，骨盆失衡，腰椎就会代偿，引发各种腰部问题；髋关节灵活性不足时，下肢力线偏离，易对膝关节产生剪切力，引发膝关节、踝关节等的问题。

2. 功能测试与评估

1）肌力

相关肌力测试与评估见图 3-3-1～图 3-3-4，髋后伸肌力见图 3-1-7，髋外展肌力见图 3-1-8。

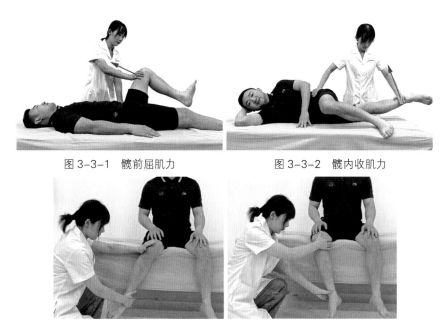

图 3-3-1　髋前屈肌力　　　　　　　图 3-3-2　髋内收肌力

图 3-3-3　髋外旋肌力　　　　　　　图 3-3-4　髋内旋肌力

2）关节活动度

关节活动度测试与评估见图3-3-5、图3-3-6。髋前屈、后伸、外旋、内旋活动度见图3-1-17～图3-1-20。

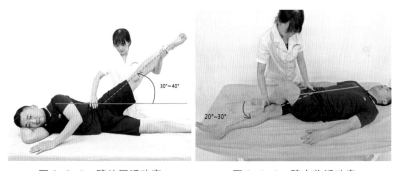

图 3-3-5　髋外展活动度　　　　　　图 3-3-6　髋内收活动度

3）柔韧性

柔韧性测试与评估见图3-3-7、图3-3-8。髋内收肌群柔韧性见图3-1-27，髂腰肌、股直肌柔韧性（改良托马斯试验）见图3-1-29，腘绳肌柔韧性见图3-1-30。

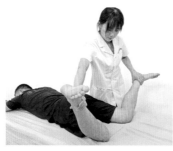
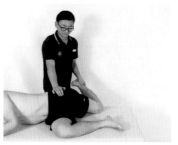

图 3-3-7　梨状肌柔韧性　　　　图 3-3-8　髂胫束柔韧性

4）稳定性

稳定性测试与评估见图 3-3-9、图 3-3-10。

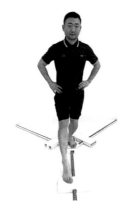
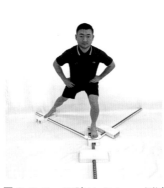
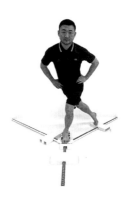

图 3-3-9　下肢 Y-Balance 测试

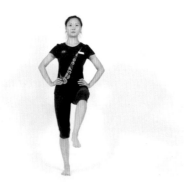

图 3-3-10　单腿站立

5）动作模式

单腿下蹲见图 3-3-11，俯卧伸髋见图 3-1-36，髋外展见图 3-1-38，臀中肌试验见图 3-1-40，观察骨盆和躯干有无倾斜 。

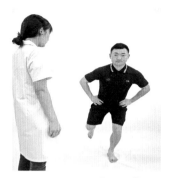

图 3-3-11　单腿下蹲

其他功能测试与评估见图 3-1-44，观察骨盆位置是否存在前倾、后倾、侧倾等。

3. 热身技术

1）动态拉伸

横向弓步动态拉伸见图 3-3-12。弓步转身、手足前走、弓步向前、提踵抬腿向前走、髋外旋提踵向前走、弓步体前屈见图 3-1-48 ~ 图 3-1-53。

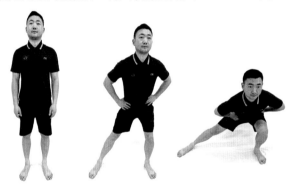

图 3-3-12　横向弓步

2）肌肉激活

坐位屈髋见图 3-3-13、侧卧外侧抬腿见图 3-3-14、俯卧后侧抬腿见图 3-3-15；臀桥见图 3-1-89、蚌式开合见图 3-1-90、侧卧内侧抬腿见图 3-1-106。

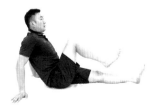
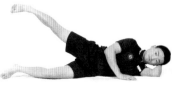
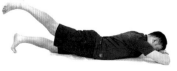

图 3-3-13　坐位屈髋　　　　图 3-3-14　侧卧外侧抬腿　　　　图 3-3-15　俯卧后侧抬腿

4. 康复训练

1）改善关节活动度的训练

（1）拉伸训练：股四头肌拉伸见图3-3-16、髂胫束拉伸见图3-3-17、髋内收肌群拉伸（屈膝位）见图3-3-18；腹肌拉伸见图3-1-66、髂腰肌拉伸见图3-1-69、臀大肌拉伸见图3-1-70、腘绳肌拉伸见图3-1-71、梨状肌拉伸见图3-1-73、髋内收肌群拉伸（直膝位）见图3-1-74。

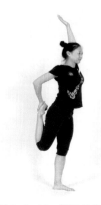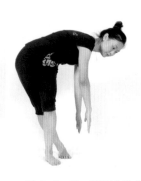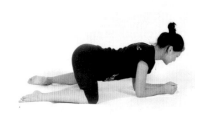

图 3-3-16　股四头肌拉伸　　图 3-3-17　髂胫束拉伸　　图 3-3-18　髋内收肌群拉伸(屈膝位)

（2）筋膜松解：筋膜球滚压阔筋膜张肌见图3-3-19、泡沫轴滚压髂胫束见图3-3-20、泡沫轴滚压髋内收肌群见图3-3-21。筋膜球滚压臀中、小肌见图3-1-78、泡沫轴滚压竖脊肌见图3-1-79。

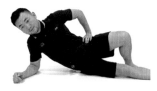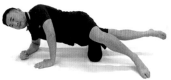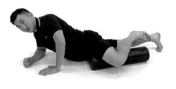

图 3-3-19　筋膜球滚压阔筋膜张肌　　图 3-3-20　泡沫轴滚压髂胫束　　图 3-3-21　泡沫轴滚压髋内收肌群

2）肌力训练

相关肌力训练见图 3-3-22～图 3-3-30；单腿臀桥见图3-1-91、弹力带抗阻蛙式开合见图3-1-92、弹力带抗阻侧卧外侧抬腿见图3-1-96、下卷腹见图3-1-98、半蹲见图3-1-105。

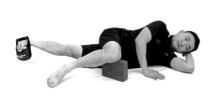

图 3-3-22　侧卧沙袋抗阻内侧抬腿

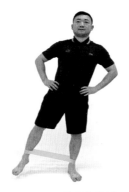

图 3-3-23　站立位外侧抗阻抬腿

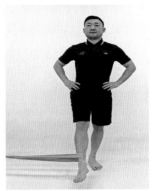

图 3-3-24　站立位内侧抗阻抬腿

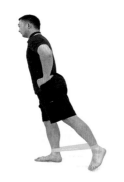

图 3-3-25　站立位后侧抗阻抬腿

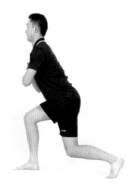

图 3-3-26　箭步蹲

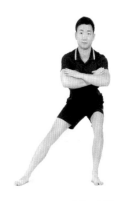

图 3-3-27　侧弓步蹲

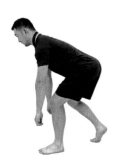

图 3-3-28　单腿硬拉

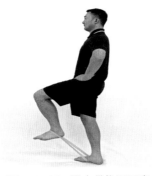

图 3-3-29　弹力带抗阻屈髋

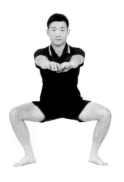

图 3-3-30　宽距半蹲

3）稳定性训练

相关稳定性训练见图 3-3-31 ~ 图 3-3-38；腹式呼吸见图 3-1-54、仰卧夹瑜伽球见图 3-1-107、骨盆时钟运动见图 3-1-109、猫式伸展见图 3-1-113、死虫式见图 3-1-115、鸟狗式见图 3-1-116。

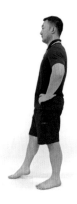
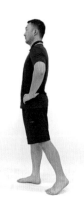

图 3-3-31　重心转移训练

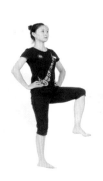
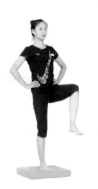
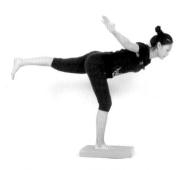

图 3-3-32　单腿站立训练　图 3-3-33　平衡垫上单腿站立　图 3-3-34　平衡垫上燕式平衡

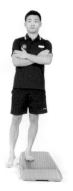
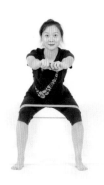

图 3-3-35　站立位骨盆侧向控制训练　图 3-3-36　弹力带抗阻横向移动

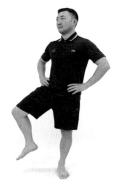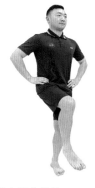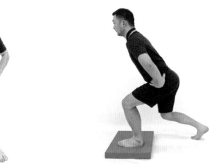

图 3-3-37 单腿站立骨盆旋转　　　　　　图 3-3-38 平衡垫上箭步蹲

4）动作模式训练

◈ 髋外展模式训练（图 3-1-120）

◈ 髋铰链模式训练（图 3-1-121）

◈ 俯卧伸髋模式训练（图 3-1-122）

5）整合训练

◈ 箭步蹲肩上推举（图 3-1-124）

◈ 背靠瑜伽球蹲举（图 3-1-127）

5. 贴扎防护

肌内效贴的作用及机制、注意事项和相对禁忌证见本章第一节脊柱常见慢性运动损伤防护技术部分。

一、髋关节撞击综合征

髋关节撞击综合征，又称股骨髋臼撞击综合征，是指因髋关节解剖结构异常或活动超过生理范围引发股骨近端与髋臼间发生撞击，导致髋关节盂唇和关节软骨的退行性变，从而引起髋关节慢性疼痛，髋关节活动范围（特别是屈曲、内收、内旋）受限的疾病。髋关节撞击综合征分为钳夹型撞击、凸轮型撞击和混合型撞击 3 种类型，常见于花样滑冰、速度滑冰、标枪、球类、自由式滑雪空中技巧等运动。

1. 诊断

1）病史与症状

（1）患者有髋关节发育不良或家族史。

（2）此病常见于运动量较大的青年。

（3）髋关节慢性疼痛，疼痛以隐痛、酸胀感为主。

（4）疼痛以腹股沟区、股骨大转子区及臀后区多见。

（5）疼痛几乎不会波及膝关节以下及腰部以上。

（6）患者长时间行走、下蹲、抬腿、久坐后起立、剧烈运动时症状加重或复发。

（7）髋关节撞击综合征可伴有关节交锁、关节弹响、"打软腿"。

（8）髋关节撞击综合征伴有髋关节活动受限，以屈曲内收、内旋明显。

2）体格检查

（1）屈髋屈膝试验、"4"字试验阳性。

（2）撞击试验：分为前撞击试验和后撞击试验，前撞击试验为髋关节被动屈曲 90° 时内收、内旋或外展、外旋；后撞击试验为患肢自由下垂，尽量后伸并外旋，若出现疼痛、活动受限，即为阳性。

（3）髋关节极度屈曲、内旋或外旋时可引发髋痛，内旋受限重于外旋受限。

（4）患者可见减痛步态、摇摆步态。

3）影像学检查

（1）X 线片：可见股骨头颈交界处前方或前上方骨质异常突起，推荐拍摄骨盆正位联合蛙式侧位或 Dunn 位片。

（2）CT：可见髋臼边缘骨赘，关节面下囊性变、股骨颈疝等。

（3）MRI：可显示关节软骨和髋臼盂唇的损伤及骨髓水肿。

2. 鉴别诊断

◆ 股骨头缺血性坏死

患者多有长期使用激素、大量饮酒史，MRI 检查可明确诊断。

◆ 继发性髋关节炎

继发性髋关节炎多为髋关节长期负重不均衡导致的关节软骨或骨质结构改变的一类骨性疾病。其主要表现为臀外侧、腹股沟等部位疼痛。DR/CT/MRI 等影像学检查可明确诊断。

◆ 髋关节滑膜炎

髋关节滑膜炎可突发单侧或双侧髋关节疼痛，髋关节皮温升高，或有上呼吸道感染病史，髋关节超声、MRI 可明确诊断。

◆ 腰椎间盘突出症

典型腰椎间盘突出症的症状是有沿坐骨神经走行的疼痛，放射至整个下肢到脚的麻木、胀痛，通过腰椎 CT 或 MRI 可以明确诊断。

3. 功能测试与评估

（1）肌力：评估髋前屈、后伸、外旋、内旋、外展、内收肌力（图 3-3-1、图 3-1-7、图 3-3-3、图 3-3-4、图 3-1-8、图 3-3-2），尤其是髋后伸、外展、外旋肌力。

（2）关节活动度：评估髋关节前屈、后伸、外旋、内旋、外展、内收活动度（图 3-1-17、图 3-1-18、图 3-1-19、图 3-1-20、图 3-3-5、图 3-3-6），判断活动受限程度、是否诱发撞击。

（3）肌肉柔韧性：评估髋内收肌群、髂腰肌、腘绳肌、梨状肌、髂胫束柔韧性（图 3-1-27、图 3-1-29、图 3-1-30、图 3-3-7、图 3-3-8）。

（4）稳定性：通过下肢 Y-Blance 测试、单腿站立（图 3-3-9、图 3-3-10）评估稳定性。

（5）动作模式：俯卧伸髋、髋外展、臀中肌试验（图 3-1-36、图 3-1-38、图 3-1-40）。

4. 热身技术

1）动态拉伸

◇ 手足前走（图 3-1-49）

◇ 弓步向前（图 3-1-50）

◇ 提踵抬腿向前走（图 3-1-51）

◇ 髋外旋提踵向前走（图 3-1-52）

◇ 弓步体前屈（图 3-1-53）

◇ 横向弓步（图 3-3-12）

2）肌肉激活

◇ 臀桥（图 3-1-89）

◇ 蚌式开合（图 3-1-90）

◇ 侧卧外侧抬腿（图 3-3-14）

◇ 侧卧内侧抬腿（图 3-1-106）

5. 防护技术

肌内效贴：

材料：肌内效贴。

作用：激活促进外展外旋肌群、促进局部稳定。

患者取侧卧髋内收内旋位。针对梨状肌进行防护时，医者使用"Y"形肌内效贴，锚固定于股骨大转子，以自然拉力，向骶骨后面延展（图3-3-39）。针对臀中肌进行防护时，医者使用"Y"形肌内效贴，锚固定于大腿外侧，"Y"字一端向骨盆方向贴，另一端从下包贴肌肉（图3-3-40）。针对臀大肌进行防护时，医者使用"Y"形肌内效贴，锚固定于大腿外侧，"Y"字一端向骨盆方向贴，另一端向骶骨方向包贴（图3-3-41）。

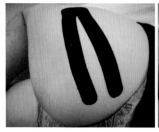 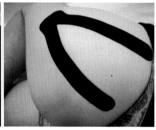 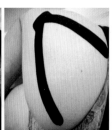

图3-3-39 　　　　　　图3-3-40 　　　　　　图3-3-41

6. 治疗方案

患者应避免高强度训练及比赛，减少跑跳等有冲击性负荷的运动，避免超过90°的髋关节屈曲内旋动作，以期减少股骨颈和髋臼之间的撞击。

1）非手术治疗

（1）药物治疗：患者可遵医嘱口服或外敷非甾体抗炎药消炎镇痛，非专业运动员可外敷新伤消肿散和二黄新伤止痛软膏。

（2）中医治疗：a. 手法。采用疏通经络手法，松解髋周肌肉痉挛，手法宜柔和深透，不得刺激腹股沟处，可行关节松动术改善股骨头和髋臼对应关系。b. 针灸。可于髋周或循经取穴，取环跳、秩边、居髎及阿是穴等，针刺手法用泻法或平补平泻法，得气后留针或配合电刺激。

（3）物理因子治疗：根据局部情况选用超声波治疗、超短波治疗、中频电疗、磁疗、微波治疗等以减轻关节炎症，促进关节内积液吸收。

（4）康复训练：具体训练如下。

① 改善关节活动范围的训练。

◆ 筋膜球滚压臀中、小肌（图3-1-78）

◆ 泡沫轴滚压竖脊肌（图3-1-79）

◆ 筋膜球滚压阔筋膜张肌（图3-3-19）

◈ 髂腰肌拉伸（图 3-1-69）

◈ 髋内收肌群拉伸（直膝位）（图 3-1-74）

② 增强肌力的训练。

早期静力性训练可选用以下动作：

◈ 侧卧外侧抬腿（图 3-3-14）

◈ 俯卧后侧抬腿（图 3-3-15）

◈ 侧卧内侧抬腿（图 3-1-106）

◈ 臀桥（图 3-1-89）

◈ 蚌式开合（图 3-1-90）

中期动力性训练可选用以下动作：

◈ 弹力带抗阻侧卧外侧抬腿（图 3-1-96）

◈ 侧卧沙袋抗阻内侧抬腿（图 3-3-22）

◈ 弹力带抗阻蚌式开合（图 3-1-92）

◈ 站立位外侧抗阻抬腿（图 3-3-23）

◈ 站立位内侧抗阻抬腿（图 3-3-24）

◈ 站立位后侧抗阻抬腿（图 3-3-25）

后期可选用以下动作：

◈ 单腿臀桥（图 3-1-91）

◈ 半蹲（图 3-1-105）

◈ 箭步蹲（图 3-3-26）

◈ 侧弓步蹲（图 3-3-27）

◈ 单腿硬拉（图 3-3-28）

③ 协调与稳定性训练。

早期可选用以下动作：

◈ 重心转移训练（图 3-3-31）

◈ 单腿站立训练（图 3-3-32）

◈ 髋外展模式训练（图 3-1-120）

◈ 髋关节铰链模式训练（图 3-1-121）

◈ 俯卧伸髋模式训练（图 3-1-122）

中期可选用以下动作：

◈ 平衡垫上单腿站立（图 3-3-33）

◆ 站立位骨盆侧向控制训练（图 3-3-35）

◆ 弹力带抗阻横向移动（图 3-3-36）

后期可选用以下动作：

◆ 平衡垫上燕式平衡（图 3-3-34）

◆ 单腿站立骨盆旋转（图 3-3-37）

◆ 平衡垫上箭步蹲（图 3-3-38）

④ 整合训练。

◆ 箭步蹲肩上推举（图 3-1-124）

◆ 背靠瑜伽球蹲举（图 3-1-127）

2）手术治疗

经 3～6 个月规范保守治疗效果欠佳者；对于髋关节骨性异常较重、盂唇撕裂范围较大患者考虑手术治疗，一般选择髋关节镜微创手术治疗。

二、髋关节滑膜炎

髋关节滑膜炎是指髋关节内的滑膜由于创伤、过量运动、关节紊乱、细菌或病毒感染、变态反应等刺激而引发的无菌性炎症。又称暂时性滑膜炎、一过性滑膜炎，好发于 3～7 岁男童及跑跳类运动项目的运动员。

1. 诊断

1）病史与症状

（1）多数起病较急。

（2）患者有剧烈体育活动或长时间活动史。

（3）患者有上呼吸道感染或其他病灶感染病史。

（4）患侧髋腹股沟及臀部疼痛伴痛性跛行。

（5）患者可出现疼痛，由大腿前侧放射到膝关节，疼痛性质为胀痛。

（6）髋关节活动受限。

（7）患者跛行，上下楼梯或上下坡时加重。

2）体格检查

（1）骨盆向患侧倾斜，患肢假长，Allis 征阳性。

（2）患侧腹股沟压痛。

（3）髋关节各方向活动受限，以内旋外展明显。

（4）屈髋屈膝试验阳性，"4"字试验阳性，Thomas 征阳性。

3）影像学检查

（1）X 线片：一般骨质无异常表现，有时可见骨盆轻度倾斜，髋关节肿胀，关节间隙增宽，无骨质破坏。

（2）彩超：可见关节腔积液，关节囊前隐窝增宽。

（3）MRI：可显示滑膜增厚、关节腔积液及骨质破坏情况。

2. 鉴别诊断

◆ 股骨头骨软骨炎

股骨头骨软骨炎早期仅有髋关节疼痛、跛行、关节活动受限，病程进展可出现股骨头缺血坏死，通过 CT、MRI 可早期发现股骨头坏死病变，即可鉴别。

◆ 风湿性及类风湿性髋关节炎

本病通常包含多关节病变，且为对称性，并有全身性症状，通过血液检查可鉴别。

◆ 髋关节结核

髋关节结核为慢性疾病，病史长，可同时表现出结核的全身症状。

◆ 化脓性髋关节炎

该病也有髋部疼痛、跛行、骨盆倾斜，但其体温高于正常，血常规亦高于正常值，且病情较重，髋关节穿刺可抽出脓液。

3. 功能测试与评估

（1）肌力：评估髋前屈、后伸、外旋、内旋、外展、内收肌力（图 3-3-1、图 3-1-7、图 3-3-3、图 3-3-4、图 3-1-8、图 3-3-2），尤其是后伸、外展、外旋肌力应重点评估。

（2）关节活动度：评估髋关节前屈、后伸、外旋、内旋、外展、内收活动度（图 3-1-17、图 3-1-18、图 3-1-19、图 3-1-20、图 3-3-5、图 3-3-6），判断是否存在活动受限。

（3）肌肉柔韧性：评估髋内收肌群、髂腰肌、腘绳肌、梨状肌、髂胫束柔韧性（图 3-1-27、图 3-1-29、图 3-1-30、图 3-3-7、图 3-3-8）。

（4）稳定性：通过下肢 Y-Blance 测试、单腿站立（图 3-3-9、图 3-3-10）评估稳定性。

（5）动作模式：俯卧伸髋、髋外展、臀中肌试验（图 3-1-36、图 3-1-38、图 3-1-40）。

4. 热身技术

1）动态拉伸

◆ 手足前走（图 3-1-49）

◆ 弓步向前（图 3-1-50）

◆ 提踵抬腿向前走（图 3-1-51）

◆ 髋外旋提踵向前走（图 3-1-52）

◆ 弓步体前屈（图 3-1-53）

◆ 横向弓步（图 3-3-12）

2）肌肉激活

◆ 臀桥（图 3-1-89）

◆ 蚌式开合（图 3-1-90）

◆ 侧卧外侧抬腿（图 3-3-14）

◆ 侧卧内侧抬腿（图 3-1-106）

5. 防护技术

肌内效贴：

材料：肌内效贴。

作用：放松紧张肌肉、改善局部循环。

患者取侧卧髋内收内旋位，医者使用两条或多条"爪"形肌内效贴，以自然拉力，锚固定于近端，尾向远端延伸（图 3-3-42）。

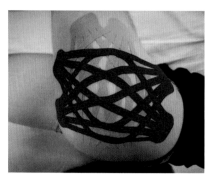

图 3-3-42

6. 治疗方案

急性期患者须制动治疗，避免关节活动和负重。

1）非手术治疗

（1）药物治疗：a. 患者可遵医嘱口服或外敷非甾体抗炎药消炎镇痛。b. 非专业运动员可外敷新伤消肿散和二黄新伤止痛软膏。c. 患者可配合中药熏洗以活血化瘀、通络散寒、消肿止痛。

（2）中医治疗：a. 手法。早期以抚摩、轻柔手法及患肢牵拉为主，缓解肌肉痉挛，改善疼痛，促进积液吸收；后期主要采用疏通经络手法，松解粘连，缓解痉挛，手法宜柔和深透，切忌粗暴，不得刺激腹股沟处。b. 针灸。可于髋周或循经取穴，取环跳、秩边、血海、伏兔、风市、丰隆、阿是穴等，针刺手法用泻法或平补平泻法，得气后留针或配合电刺激。c. 牵引。患者仰卧，患肢外展30°，取中立位，行患肢持续水平皮肤牵引，牵引重量一般不超过 5 kg，牵引时间为 7～10 天，在牵引的同时嘱患者作股四头肌静力收缩，防止肌肉萎缩。

（3）物理因子治疗：根据局部情况选用超声波治疗、中频脉冲治疗、磁疗、微波治疗等。

（4）康复训练：具体训练如下。

① 改善关节活动范围的训练。

◈ 筋膜球滚压臀中、小肌（图 3-1-78）

◈ 筋膜球滚压阔筋膜张肌（图 3-3-19）

◈ 泡沫轴滚压髂胫束（图 3-3-20）

◈ 髋内收肌群拉伸（直膝位）（图 3-1-74）

◈ 髂腰肌拉伸（图 3-1-69）

◈ 股四头肌拉伸（图 3-3-16）

◈ 臀大肌拉伸（图 3-1-70）

② 增强肌力的训练。

早期静力性训练可选用以下动作：

◈ 臀桥（图 3-1-89）

◈ 蚌式开合（图 3-1-90）

◈ 侧卧内侧抬腿（图 3-1-106）

◈ 侧卧外侧抬腿（图 3-3-14）

中期动力性训练可选用以下动作：

◈ 弹力带抗阻侧卧外侧抬腿（图 3-1-96）

◈ 侧卧沙袋抗阻内侧抬腿（图 3-3-22）

◈ 弹力带抗阻蚌式开合（图 3-1-92）

◈ 站立位外侧抗阻抬腿（图 3-3-23）

◈ 站立位内侧抗阻抬腿（图 3-3-24）

◈ 站立位后侧抗阻抬腿（图 3-3-25）

◆ 半蹲（图 3-1-105）

后期可选用以下动作：

◆ 单腿臀桥（图 3-1-91）

◆ 箭步蹲（图 3-3-26）

◆ 侧弓步蹲（图 3-3-27）

◆ 单腿硬拉（图 3-3-28）

③协调与稳定性训练。

早期可选用以下动作：

◆ 重心转移训练（图 3-3-31）

◆ 单腿站立训练（图 3-3-32）

中期可选用以下动作：

◆ 平衡垫上单腿站立（图 3-3-33）

◆ 站立位骨盆侧向控制训练（图 3-3-35）

◆ 弹力带抗阻横向移动（图 3-3-36）

后期可选用以下动作：

◆ 平衡垫上燕式平衡（图 3-3-34）

◆ 单腿站立骨盆旋转（图 3-3-37）

◆ 平衡垫上箭步蹲（图 3-3-38）

④整合训练。

◆ 箭步蹲肩上推举（图 3-1-124）

◆ 背靠瑜伽球蹲举（图 3-1-127）

2）手术治疗

髋关节滑膜炎一般不首选手术治疗，当保守治疗久治不愈者可考虑手术治疗，一般采用关节镜下滑膜切除术。

三、弹响髋

弹响髋指髋关节在主动屈伸活动或行走时出现特征性的弹响声，弹响髋以病变发生部位不同分为两种类型，分别为关节内型、关节外型。关节内型：主要是指关节本身的病变，包括骨折碎片、关节滑膜软骨瘤或关节内游离体等。关节外型又进一步分为内侧型弹响髋和外侧型弹响髋，内侧型弹响髋是由髂腰肌滑过髂耻隆突或股骨小转子造成；外侧型弹响髋最为常见，因髂胫束后缘或臀大肌腱膜前缘在股骨大转子处滑动摩擦发出弹响声而得名，这也可以导致股骨大粗隆滑膜炎。本文重点论述外侧型弹响髋，多发生于足球守门员侧倒扑球、跨栏运动员过度抬腿跨栏、高山滑雪等时。

1. 诊断

1）病史与症状

（1）患者可有髋关节急性损伤史、慢性劳损史。

（2）髋部弹响。

（3）步态异常。

（4）患者自觉髋部不适，一般损伤初期没有疼痛症状。

（5）髋屈曲、内收受限。

（6）主动引发时弹响明显。

2）体格检查

（1）在叩、触诊股骨大转子时疼痛，局部可触及瘢痕样条索。

（2）髋关节在做主动屈伸、内旋或内收等活动时，股骨大转子上面有条索状软组织滑动，并有弹响声，按压此点，弹响可消失。

（3）Ober 试验阳性提示髂胫束或阔筋膜张肌挛缩，但对于诊断特异性不高，可作为参考。

（4）"4"字试验有助于诊断髋臼撕裂、关节内游离体、软骨损伤或髋关节内股骨髋臼撞击，可作为参考体征。

3）影像学检查

（1）骨盆正位 X 线片和髋关节横断面 CT 扫描：可清楚显示正常解剖结构，排除髋关节及周围骨性病变，但不能发现由髂腰肌或髂胫束造成弹响的具体病变部位。

（2）MRI：可清楚显示股骨大转子滑囊、髂腰肌囊肿或髋周软组织的炎性反应变化，是辅助诊断外侧型弹响髋的重要依据。

（3）MRI 结合关节造影术：能更直观显示盂唇样病变，有助于鉴别弹响类型。

（4）超声：被用于髂胫束及髂腰肌动态运动可视化研究，可完整显示髋关节活动过程中髂胫束移动轨迹，可明确外侧型弹响髋诊断。

2. 鉴别诊断

◈ 关节内游离体

髋关节滑动时弹响，但伴有交锁现象，患者感到关节内发出弹响和有异常感；X 线片示关节内有小的钙化阴影。

◆ 先天性髋关节脱位

患儿在髋关节脱出及复位时可有弹响。行走时患儿出现跛行步态。检查时可见髋、臀部的畸形。X线片可显示髋关节脱位及髋臼的发育不良。

◆ 髋关节骨关节病

骨盆X线片可排除其髋关节骨关节病及其他原因所致关节面粗糙摩擦而产生的弹响。

3. 功能测试与评估

（1）肌力：评估髋关节周围肌力，即髋前屈、后伸、外旋、内旋、外展、内收肌力（图3-3-1、图3-1-7、图3-3-3、图3-3-4、图3-1-8、图3-3-2）。

（2）肌肉柔韧性：a. 弹响在内侧时，多为髂腰肌在小转子处摩擦所致，应评估髋内收肌群和髂腰肌柔韧性（图3-1-27、图3-1-29）。b. 弹响发生在外侧时，多为臀中肌、髂胫束在大转子处摩擦所致，应评估髋内收肌群和髂胫束柔韧性（图3-1-27、图3-3-8）。

（3）稳定性：通过下肢Y-Blance测试、单腿站立（图3-3-9、图3-3-10）评估稳定性。

4. 热身技术

1）动态拉伸

◆ 弓步向前（图3-1-50）

◆ 提踵抬腿向前走（图3-1-51）

◆ 髋外旋提踵向前走（图3-1-52）

◆ 弓步体前屈（图3-1-53）

◆ 横向弓步（图3-3-12）

2）肌肉激活

◆ 坐位屈髋（图3-3-13）

◆ 侧卧外侧抬腿（图3-3-14）

◆ 臀桥（图3-1-89）

◆ 蚌式开合（图3-1-90）

5. 防护技术

肌内效贴：

材料：肌内效贴。

作用：髂胫束肌肉放松贴扎。

患者取侧卧位，医者将"I"形肌内效贴的锚固定于股骨外侧髁，沿髂胫束方向纵向引导，另两条"Y"形肌内效贴的两尾呈"U"形横向于大腿纵轴贴扎（图3-3-43）。

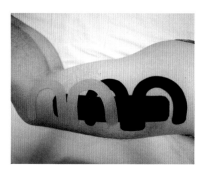

图 3-3-43

6. 治疗方案

根据患者弹响、疼痛等症状的严重程度及影像学结果选择合适的治疗手段。

1）非手术治疗

患者适当休息，避免大强度训练及比赛，减少髋关节剧烈活动的运动方式，必要时局部短期制动。

（1）药物治疗：a.患者遵医嘱口服或外敷非甾体抗炎药消炎镇痛，如双氯芬酸钠缓释片、扶他林等。b.倍他米松＋利多卡因于病变组织周围局部封闭。c.中药外敷：羌活20 g、乳香15 g、没药15 g、防风15 g、艾叶10 g、川牛膝30 g、海桐皮20 g、透骨草20 g、伸筋草20 g、威灵仙15 g，煎煮后外敷患处20 min，2次/天。

（2）中医治疗：a.手法。医者用双手拇指在患侧股骨大转子处弹拨松解患者髂胫束，侧卧位患侧在上，助手以两拇指按压股骨大转子外上方，医者一手握住患侧踝部，另一手扶患者膝部，嘱患者屈膝屈髋自己用力下蹬，屈伸患肢的同时，医者借力向下顿拉患肢2～3次；患者取仰卧位，屈膝屈髋内收至最大限度后，自动用力蹬伸患肢，医者借力向下顿拉2～3次。b.电针治疗。取阿是穴、环跳、委中、承山、阳陵泉，均为患侧穴位。得气后，接电针治疗仪（疏密波），刺激强度以患者耐受为宜，留针30 min。每次30 min，1次/天。c.小针刀。患者先取侧卧位，患肢在上，健肢在下伸直，固定患者体位不动，要求患侧肢体屈膝并做屈伸髋关节的活动，医者此时可触摸到患侧股骨大转子上方的条索状物越过大转子高点时的弹拨感（或者酸胀感最明显处和压痛处）。待严格无菌消毒后，对紧张挛缩的阔筋膜张肌及髂胫束进行松解，出针后压迫针孔观察有无出血，并予以创可贴敷盖针孔。

（3）物理因子治疗：根据患处实际情况选用超声波治疗、电热疗、中频脉冲治疗、磁疗、微波治疗等。

（4）康复训练：具体训练如下。

① 改善肌筋膜柔韧性的训练。

◆ 筋膜球滚压臀中、小肌（图 3-1-78）

◆ 筋膜球滚压阔筋膜张肌（图 3-3-19）

◆ 泡沫轴滚压髂胫束（图 3-3-20）

◆ 髂腰肌拉伸（图 3-1-69）

◆ 髋内收肌群拉伸（直膝位）（图 3-1-74）

◆ 股四头肌拉伸（图 3-3-16）

◆ 臀大肌拉伸（图 3-1-70）

◆ 梨状肌拉伸（图 3-1-73）

② 增强肌力的训练。

◆ 臀桥（图 3-1-89）

◆ 蚌式开合（图 3-1-90）

◆ 侧卧内侧抬腿（图 3-1-106）

◆ 单腿硬拉（图 3-3-28）

◆ 弹力带抗阻屈髋（图 3-3-29）

③ 稳定性训练。

早期可选用以下动作：

◆ 箭步蹲（图 3-3-26）

◆ 站立位骨盆侧向控制训练（图 3-3-35）

◆ 单腿站立训练（图 3-3-32）

中后期可选用以下动作：

◆ 平衡垫上单腿站立（图 3-3-33）

◆ 平衡垫上燕式平衡（图 3-3-34）

◆ 单腿站立骨盆旋转（图 3-3-37）

◆ 平衡垫上箭步蹲（图 3-3-38）

◆ 仰卧夹瑜伽球（图 3-1-107）

2）手术治疗

弹响、疼痛明显，影响日常生活及体育运动者可选择手术治疗；运动员影响训练时应考虑手术治疗。主要采用关节镜微创技术，如关节镜下髂胫束松解术，不仅可以缓解股骨大转子外侧疼痛，有效消除弹响，也可以避免开放手术切口及创伤大、出血多、术后瘢痕粘连等问题，关节镜下髂胫束松解术逐渐成为外侧型弹响髋最佳的治疗方法。

四、坐骨结节滑囊炎

坐骨结节滑囊炎是坐骨结节滑囊受到长期过量的压迫及摩擦导致滑囊壁发生炎症反应，继而出现滑膜充血、水肿、增厚或纤维化，滑液增多等病理改变。其病程长，易于反复发作，且在坐位时症状最严重，给运动员造成极大困扰；多见于骑自行车、雪车等运动项目。

1. 诊断

1）病史与症状

（1）患者有长期坐位工作史。

（2）臀部有疼痛、不适感，坐位时明显。

（3）患者做屈膝屈髋动作时，可因挤压、牵扯滑囊而引起疼痛。

（4）一侧臀部坐位时坐骨结节处有针刺样疼痛，少数患者可以放射到大腿后部。

（5）偶伴有髋关节活动受限。

2）体格检查

（1）坐骨结节部肿胀，轻度压痛。

（2）臀部可触及一扁圆形大小不等的囊性包块或条索状硬物。

3）影像学检查

（1）X 线片：对坐骨结节滑囊炎不具有特异性，以表现为同侧坐骨结节皮质毛糙、骨质破坏或者坐骨结节附近的钙化。

（2）MRI：T_1WI 信号增高是由于坐位时坐骨结节产生的剪切力导致的出血，而长期的刺激导致反复出血，因而信号不均匀；在 T_2WI 检查时信号不均匀是由于囊内出血、滑膜增生及囊内分隔。

（3）超声：作为臀部病变的首选；多囊坐骨结节滑囊炎超声表现为囊腔内均有隔状强光带回声，大部分囊腔相通张力低；单囊者超声表现为圆形单囊性、囊壁不规则、后方回声增强。

2. 鉴别诊断

◆ 坐骨结节处肿瘤

当坐骨结节有肿瘤时，有可能出现坐骨结节处的疼痛以及明显压痛，CT以及 MRI 检查可进行鉴别诊断。

◆ 梨状肌综合征

本病以臀部疼痛为主要表现，并可向下肢放射，严重时不能行走或行走一段距离后疼痛剧烈，需休息片刻后才能继续行走。臀部彩超检查可进行鉴别诊断。

3. 功能测试与评估

（1）肌力：评估髋前屈、后伸、外旋、内旋、外展、内收肌力（图 3-3-1、图 3-1-7、图 3-3-3、图 3-3-4、图 3-1-8、图 3-3-2），尤其是后伸、外展肌力。

（2）关节活动度：评估髋关节前屈、后伸、外旋、内旋、外展、内收活动度（图 3-1-17、图 3-1-18、图 3-1-19、图 3-1-20、图 3-3-5、图 3-3-6），判断是否存在活动受限。

（3）肌肉柔韧性：评估髋内收肌群、腘绳肌柔韧性（图 3-1-27、图 3-1-30），尤其是腘绳肌柔韧性。

4. 热身技术

1）动态拉伸

◆ 手足前走（图 3-1-49）

◆ 弓步体前屈（图 3-1-53）

◆ 横向弓步（图 3-3-12）

2）肌肉激活

◆ 臀桥（图 3-1-89）

◆ 蚌式开合（图 3-1-90）

◆ 侧卧外侧抬腿（图 3-3-14）

◆ 俯卧后侧抬腿（图 3-3-15）

◆ 侧卧内侧抬腿（图 3-1-106）

5. 防护技术

肌内效贴：

材料：肌内效贴。

作用：缓解疼痛、激活促进外展外旋肌群、促进局部稳定。

可选择坐骨结节投影区域，采用水母贴贴扎技术（图中以膝关节为例）（图

3-3-44）。

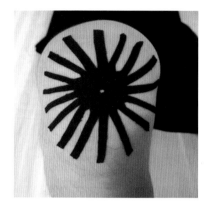

图 3-3-44

6. 治疗方案

根据患者弹响、疼痛等症状的严重程度及影像学结果选择合适的治疗手段。

1）非手术治疗

患者应适当休息，避免大强度训练及比赛，减少久坐时间，座位上加一软垫。

（1）药物治疗：a. 患者遵医嘱口服及外敷非甾体抗炎药。b. 中药熏洗。药用羌活 10 g、山栀 10 g、大黄 10 g、白芷 10 g、黄柏 10 g、乳香 6 g、没药 6 g、威灵仙 15 g。上药置盆中水浸为度，煎沸 15 min，稍冷后患者坐于盆中熏洗，每次 30 ~ 60 min，2 ~ 3 次 / 天。c. 封闭治疗。局部皮肤常规消毒，针头于囊肿顶部穿刺入滑膜囊内，抽尽积液，再将混合液（2% 利多卡因 4 mL + 泼尼松龙 25 mg）缓慢加压注射，进行局部封闭，1 周 1 次。

（2）中医治疗：a. 电针。取阿是穴、环跳、委中、承山、阳陵泉，均为患侧穴位。得气后，接电针治疗仪（疏密波），刺激强度以患者耐受为宜，留针 30 min。每次 30 min，1 次 / 天。b. 火针。患者侧卧，在坐骨结节部肿胀、压痛最明显处定位，局部消毒，将中号火针针尖、针体烧红，迅速刺入，深度达到滑囊腔为度，随即迅速出针。后用适当型号的火罐在受针局部拔吸，留罐时间 10 min，通常可拔出少量渗出液或血液。c. 手法。患者取俯卧位或侧卧位，术者在股骨大转子后方痛处作抚摩和轻揉手法，然后向深处触按，可触及一肿块，用拨按法用劲按肿块数分钟。最后以轻手法结束。以行气血、通络止痛。

（3）物理因子治疗：根据局部情况选用蜡疗、冲击波治疗、超声波治疗、电热疗、中频脉冲治疗等。

（4）康复训练：具体训练如下。

① 改善肌筋膜柔韧性的训练。

◆ 筋膜球滚压臀中、小肌（图 3-1-78）

◆ 泡沫轴滚压髂胫束（图 3-3-20）

◆ 髋内收肌群拉伸（直膝位）（图 3-1-74）

◆ 髂腰肌拉伸（图 3-1-69）

◆ 腘绳肌拉伸（图 3-1-71）

◆ 梨状肌拉伸（图 3-1-73）

② 增强肌力的训练。

早期以改善肌筋膜柔韧性为主，中期可做以下动作：

◆ 臀桥（图 3-1-89）

◆ 蚌式开合（图 3-1-90）

◆ 侧卧外侧抬腿（图 3-3-14）

◆ 俯卧后侧抬腿（图 3-3-15）

◆ 侧卧内侧抬腿（图 3-1-106）

后期可选用以下动作：

◆ 单腿臀桥（图 3-1-91）

◆ 弹力带抗阻蚌式开合（图 3-1-92）

◆ 箭步蹲（图 3-3-26）

③ 协调与稳定性训练。

◆ 单腿站立训练（图 3-3-32）

◆ 平衡垫上箭步蹲（图 3-3-38）

2）手术治疗

非手术治疗可以使患者疼痛缓解，但是效果不佳，可行手术切除囊肿。

五、耻骨联合部损伤

耻骨联合部损伤，是指包括耻骨联合软骨及相邻的耻骨体、耻骨结节、耻骨弓肌肉附着点的损伤。本病的病理基础目前被认为是多种因素作用的结果，如长期劳损、外伤、妇女正常妊娠和分娩过程中的合并症、血管梗死、血管壁的病变、代谢障碍等。多见于足球、短跑、跨栏、击剑、艺术体操、举重、速度滑冰、花样滑冰等运动。

1. 诊断

1）病史与症状

（1）患者有急、慢性劳损或外伤史。

（2）耻骨联合部或腹股沟处疼痛。

（3）疼痛活动后加重，可沿内收肌及臀、腹、会阴部放射。

（4）久坐起立、久立后坐下或分腿时疼痛加剧。

（5）运动员多在做专项动作时发生疼痛。

2）体格检查

（1）耻骨联合部肿胀多不明显。

（2）耻骨联合部或耻骨结节、耻骨体压痛明显。

（3）腹直肌、内收肌、股薄肌等附着处和耻骨联合部有敏锐压痛点。

（4）内收肌张力增高。

（5）骨盆分离试验、"4"字试验、大腿内收抗阻试验阳性或单腿直立做患侧展收摆腿动作时，多出现患侧耻骨联合部或腹股沟处疼痛。

3）影像学检查

（1）X线片：主要表现为耻骨联合间隙不同程度地增宽，早期可见间隙旁耻骨缘骨质内纵行带状透光区，呈分叉状、长条状或水滴状。后期耻骨联合处可见高密度斑片影，骨皮质毛糙，关节面下见囊状低密度影，似鼠咬状或虫蚀状骨质破坏，周围骨密度增高，骨小梁显示模糊。

（2）CT：可见耻骨联合部骨质边缘毛糙、骨质破坏如锯齿状改变，硬化组织密度增高。

（3）MRI：慢性纤维和增生钙化灶显示 T_2WI 低信号，T_1WI 低信号，新生囊性变病灶和水肿呈长 T_1WI 和长 T_2WI 信号。

2. 鉴别诊断

◈ 耻骨联合结核

耻骨联合结核是由肺或其他部位的结核血行播散而来，95%以上继发于肺结核，发病缓慢，症状轻微，有盗汗，低热，食欲缺乏，耻骨联合处肿痛、活动受限。

◈ 化脓性骨髓炎

化脓性骨髓炎常单侧发病，一般不累及对侧耻骨，骨质破坏与增生均广泛，且有显著骨膜新生骨，痊愈后往往留有骨质密度和结构紊乱现象。

◈ 强直性脊柱炎及其他血液系统疾病

强直性脊柱炎及其他血液系统疾病实验室检查血液指标有异常。

3. 功能测试与评估

（1）肌力：评估髋前屈、后伸、外旋、内旋、外展、内收肌力（图 3-3-1、图 3-1-7、图 3-3-3、图 3-3-4、图 3-1-8、图 3-3-2），尤其是髋后伸、髋内收肌群肌力。

（2）关节活动度：评估髋关节前屈、后伸、外旋、内旋、外展、内收活动度（图 3-1-17、图 3-1-18、图 3-1-19、图 3-1-20、图 3-3-5、图 3-3-6），判断是否存在活动受限。

（3）肌肉柔韧性：评估髋内收肌群、髂腰肌、腘绳肌柔韧性（图 3-1-27、图 3-1-29、图 3-1-30）。

（4）动作模式：通过臀中肌试验（图 3-1-40）观察动作模式。

（5）体态评估：评估骨盆位置是否存在前倾、后倾、侧倾等（图 3-1-44）。

4. 热身技术

1）动态拉伸

◈ 弓步转身（图 3-1-48）

◈ 手足前走（图 3-1-49）

◈ 弓步向前（图 3-1-50）

◈ 提踵抬腿向前走（图 3-1-51）

◈ 髋外旋提踵向前走（图 3-1-52）

◈ 弓步体前屈（图 3-1-53）

◈ 横向弓步（图 3-3-12）

2）肌肉激活

◈ 臀桥（图 3-1-89）

◈ 蚌式开合（图 3-1-90）

◈ 侧卧外侧抬腿（图 3-3-14）

◈ 俯卧后侧抬腿（图 3-3-15）

◈ 侧卧内侧抬腿（图 3-1-106）

5. 防护技术

肌内效贴：

材料：肌内效贴。

作用：放松紧张肌肉、改善局部循环。

患者取侧卧位，屈髋屈膝，医者使用"I"形肌内效贴，锚固定于耻骨联合处或腹股沟下方，顺着大腿内侧以自然拉力延展至膝关节胫骨内侧髁（图 3-3-45）。

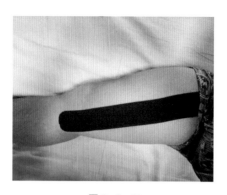

图 3-3-45

6. 治疗方案

根据患者耻骨联合部或腹股沟处疼痛等症状的严重程度及影像学结果选择合适的治疗手段。

1）非手术治疗

患者卧床休息，减小髋部活动幅度，用骨盆带包扎骨盆，减少耻骨联合活动，促进修复。

（1）药物治疗：a. 患者遵医嘱口服及外敷非甾体抗炎药。b. 使用改善微循环药物。c. 封闭治疗。适用于经久不愈，疼痛明显者。局部皮肤常规消毒，将混合液（2% 利多卡因 4 mL + 倍他米松 1mL）缓慢加压注射，进行局部封闭，1 周 1 次。

（2）中医治疗：a. 电针。取阿是穴、中极、曲骨、血海、维道、太冲、承山、阳陵泉，均为患侧穴位，得气后，接电针治疗仪（疏密波），刺激强度以患者耐受为宜，留针 30 min，每次 30 min，1 次 / 天。b. 手法。先以推、揉、搓等手法，对大腿内侧肌肉进行松解按摩，然后用拇指在疼痛点区进行揉、弹拨、推压、掐等手法，以行气血、通络止痛。

（3）物理因子治疗：根据局部情况选用蜡疗、超声波治疗、电热疗、中频脉冲治疗、磁疗、微波治疗等。

（4）康复训练：具体训练如下。

① 改善肌筋膜柔韧性的训练。

　筋膜球滚压臀中、小肌（图 3-1-78）

　筋膜球滚压阔筋膜张肌（图 3-3-19）

　泡沫轴滚压髂胫束（图 3-3-20）

　泡沫轴滚压髋内收肌群（图 3-3-21）

◆ 腹肌拉伸（图 3-1-66）

◆ 髋内收肌群拉伸（直膝位）（图 3-1-74）

◆ 髋内收肌群拉伸（屈膝位）（图 3-3-18）

◆ 髂腰肌拉伸（图 3-1-69）

◆ 股四头肌拉伸（图 3-3-16）

◆ 臀大肌拉伸（图 3-1-70）

◆ 梨状肌拉伸（图 3-1-73）

② 增强肌力的训练。

早期静力性训练可选用以下动作：

◆ 弹力带抗阻侧卧外侧抬腿（图 3-1-96）

◆ 侧卧沙袋抗阻内侧抬腿（图 3-3-22）

◆ 臀桥（图 3-1-89）

◆ 下卷腹（图 3-1-98）

中后期动力性训练可选用以下动作：

◆ 单腿臀桥（图 3-1-91）

◆ 箭步蹲（图 3-3-26）

◆ 单腿硬拉（图 3-3-28）

③ 协调与稳定性训练。

早期可选用以下动作：

◆ 腹式呼吸（图 3-1-54）

◆ 骨盆时钟运动（图 3-1-109）

◆ 猫式伸展（图 3-1-113）

中期可选用以下动作：

◆ 死虫式（图 3-1-115）

◆ 鸟狗式（图 3-1-116）

◆ 单腿站立训练（图 3-3-32）

◆ 站立位骨盆侧向控制训练（图 3-3-35）

后期可选用以下动作：

◆ 单腿站立骨盆旋转（图 3-3-37）

◆ 平衡垫上单腿站立（图 3-3-33）

◆ 仰卧夹瑜伽球（图 3-1-107）

2）手术治疗

药物和物理治疗效果不明显的患者可考虑手术治疗，以清除局部坏死组织，促进骨形成。

六、股骨大转子滑囊炎

股骨大转子滑囊有深、浅两个，位于臀大肌肌腱移行于髂胫束处与股骨大转子后外侧之间。股骨大转子滑囊炎多为跨过或止于大转子的肌肉或肌腱经反复摩擦导致的炎症，往往合并一些腰痛及臀部症状，是髋关节侧方疼痛的常见原因。早期浆液性渗出物聚集在囊内，形成局限性肿胀，若处理不及时，滑囊壁会变厚而导致滑囊闭锁，不断渗出的滑液难以被吸收，使滑囊形成慢性炎性肿块，挤压、刺激周围神经。常见于足球守门员、举重和中长跑运动员。此外，激发因素可能还包括脊柱侧弯、长短腿、肌肉无力等。

1. 诊断

1）病史与症状

（1）患者无明显受伤史，可有慢性劳损史。

（2）髋部外侧方疼痛，跳跃、走路时明显。

（3）患者不能以患侧睡卧，大腿常成屈曲、外展外旋姿势，臀部肌肉放松时，可减轻疼痛。

（4）疼痛可放射至大腿外侧及前侧。

（5）患者偶尔伴有异常步态。

2）体格检查

（1）股骨大转子周围局部肿胀。

（2）叩、触诊大转子时压痛明显，可触及肿大的滑囊。

（3）股骨大转子后方凹陷消失，局部压痛。

（4）严重者可触及囊性感。

（5）髋关节屈伸活动不受限。

（6）外展、外旋主动抗阻或牵拉大腿后外侧肌肉时，症状加重。

3）影像学检查

（1）X 线片：常为阴性，少数可见钙化斑。

（2）MRI：可清楚显示股骨大转子滑囊、髂腰肌囊肿或髋周软组织的炎性反应变化。

（3）超声：可清晰显示股骨大转子滑囊炎性病变。

2. 鉴别诊断

◆ 先天性髋关节脱位

患者在髋关节脱出及复位时可有弹响。行走时患者出现跛行步态。检查时可见髋、臀部的畸形。X线片可显示髋关节脱位及髋臼的发育不良。

◆ 臀上皮神经炎

臀上皮神经炎多伴有腰痛，在腰椎两侧臀肌上方压痛明显，或皮下有条索状物伴有压痛。高分辨彩超可见髂周围软组织及肌纤维增厚，同时可探及臀上皮神经卡压。

3. 功能测试与评估

（1）肌力：评估髋外展、内收肌力及均衡性（图3-1-8、图3-3-2）。

（2）关节活动度：评估髋关节前屈、后伸、外旋、内旋、外展、内收活动度（图3-1-17、图3-1-18、图3-1-19、图3-1-20、图3-3-5、图3-3-6），尤其是内收、外展方向活动度。

（3）肌肉柔韧性：评估髂胫束柔韧性（图3-3-8）。

（4）稳定性：通过单腿站立（图3-3-10）评估稳定性。

（5）动作模式：通过单腿下蹲（图3-3-11）观察骨盆是否倾斜、膝关节是否内扣；通过臀中肌试验（图3-1-40）观察骨盆和躯干有无倾斜。

4. 热身技术

1）动态拉伸

◆ 弓步向前（图3-1-50）

◆ 髋外旋提踵向前走（图3-1-52）

◆ 横向弓步（图3-3-12）

2）肌肉激活

◆ 臀桥（图3-1-89）

◆ 蚌式开合（图3-1-90）

◆ 侧卧外侧抬腿（图3-3-14）

◆ 侧卧内侧抬腿（图3-1-106）

5. 防护技术

肌内效贴：

材料：肌内效贴。

作用：缓解疼痛，引导筋膜，减压。

患者取侧卧位，医者使用"X"形肌内效贴，中间为锚，施加拉力固定于痛点处，尾端向两端延展。再使用"I"形肌内效贴，锚固定于髂嵴，以自然拉力经大腿外侧向腓骨小头处延展（图3-3-46）。

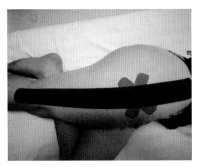

图 3-3-46

6. 治疗方案

根据患者疼痛等症状的严重程度及影像学结果选择合适的治疗手段。

1）非手术治疗

患者适当休息，控制体重，避免大强度训练及比赛，减少髋关节剧烈活动。

（1）药物治疗：a.患者遵医嘱口服或外敷非甾体抗炎药消炎镇痛，如双氯芬酸钠缓释片、扶他林等。b.中药外敷。羌活20 g、乳香15 g、没药15 g、防风15 g、艾叶10 g、川牛膝30 g、海桐皮20 g、透骨草20 g、伸筋草20 g、威灵仙15 g，煎煮后外敷患处20 min。c.皮质类固醇局部注射。d.三棱针点刺 + 拔罐。

（2）中医治疗：a.手法。患者取侧卧位患侧在上，医者用双手拇指在患侧股骨大转子处弹拨松解，力达筋骨，5～10 min结束。b.电针。取阿是穴、环跳、委中、承山、风市，均为患侧穴位。得气后，电针治疗仪（疏密波），刺激强度以患者耐受为宜，留针30 min。每次30 min，1次/天。c.小针刀。患者先取侧卧位，患肢在上，健肢在下伸直，固定患者体位不动，要求患侧肢体屈膝并做屈伸髋关节的活动，医者此时可触摸到患侧股骨大转子上方的滑囊（或者酸胀感最明显处和压痛处）。待严格无菌消毒后，对大转子滑囊进行松解，出针后压迫针孔观察有无出血，并予以创可贴敷盖针孔。

（3）物理因子治疗：根据患处实际情况选用超声波治疗、冲击波治疗、电热疗、中频脉冲治疗、磁疗、微波治疗等。

（4）康复训练：具体训练如下。

① 改善肌筋膜柔韧性的训练可选用以下动作。

◆ 筋膜球滚压臀中、小肌（图 3-1-78）

◆ 筋膜球滚压阔筋膜张肌（图 3-3-19）

◆ 泡沫轴滚压髂胫束（图 3-3-20）

◆ 髂胫束拉伸（图 3-3-17）

◆ 髋内收肌群拉伸（直膝位）（图 3-1-74）

◆ 髂腰肌拉伸（图 3-1-69）

◆ 臀大肌拉伸（图 3-1-70）

② 增强肌力的训练。

早期静力性训练可选用以下动作：

◆ 臀桥（图 3-1-89）

◆ 蚌式开合（图 3-1-90）

◆ 宽距半蹲（图 3-3-30）

◆ 侧卧内侧抬腿（图 3-1-106）

中后期动力性训练可选用以下动作：

◆ 单腿臀桥（图 3-1-91）

◆ 箭步蹲（图 3-3-26）

◆ 单腿硬拉（图 3-3-28）

③ 协调与稳定性训练。

早期可选用以下动作：

◆ 单腿站立训练（图 3-3-32）

◆ 站立位骨盆侧向控制训练（图 3-3-35）

中后期可选用以下动作：

◆ 平衡垫上箭步蹲（图 3-3-38）

◆ 平衡垫上单腿站立（图 3-3-33）

◆ 平衡垫上燕式平衡（图 3-3-34）

2）手术治疗

多数患者可以经保守治疗治愈。少数顽固性疼痛、肿胀患者，可手术切除慢性增生肥厚的滑囊。

第四节　膝关节常见伤病

膝关节是全身最大、结构最复杂的关节。由股骨、胫骨以及髌骨构成，属于滑车关节。膝关节关节囊较薄而松弛，附着于各骨关节软骨的周缘，关节囊的周围有韧带加固，侧方有内、外侧副韧带，膝关节之中有前、后交叉韧带，膝关节间隙有内、外侧半月板，前方有股四头肌，后方有腘绳肌等，膝关节周围有较多的肌腱和滑液囊，膝关节腔为人体最大的滑膜腔。这些组织结构对维持膝关节的稳定、维护膝关节的屈伸活动起着重要作用。在运动损伤中，膝关节损伤占到55%，多发生于足球、篮球、排球、自由式滑雪、花样滑冰等运动项目。膝关节运动损伤后，若治疗不当或不及时，则会加重损伤，延迟康复时间，并导致一系列并发症的出现，如交叉韧带损伤、半月板损伤、髌腱末端病等。

1. 功能解剖

膝关节包括胫股关节和髌股关节。股骨远端和胫骨近端形成胫股关节，其主要运动呈螺旋形，因为除了屈伸运动之外，膝关节在屈曲状态下可以进行内旋、外旋运动；在膝关节伸直的过程中，胫骨向外旋转5°，同时股骨髁在胫骨平台上同时进行着转动（滚动）和滑动。髌股关节是膝关节的功能性关节，通常以髂前上棘和髌骨中点画一条直线，以髌骨中点和胫骨结节画第二条直线，两条直线的交角即为Q角。男性Q角正常角度为10°～15°，女性为10°～19°。如果Q角女性大于25°，男性大于15°则属于不正常角度，易发生髌骨软化、髌骨脱位等。正常情况下，髌骨必须有足够的灵活性以适应膝关节不同位置下的收缩力，并且需要足够的稳定性以确保关节软骨没有过度受压。

膝关节稳定性主要受关节周围韧带、肌肉等结构的影响。股四头肌是维持膝关节稳定性最重要的肌肉。膝关节前、后交叉韧带是维持关节稳定性、避免关节过度活动的重要结构。位于股骨和胫骨之间的半月板是膝关节内纤维软骨，其主要功能是减少活动中胫股关节间的压力。在膝关节屈伸同时伴随旋转运动，这样的矛盾运动会增加半月板损伤的风险。另外，由于关节前后肌肉群的拉动，膝关节可以完成屈、伸及小腿的内旋、外旋等动作。

2. 功能测试与评估

1）肌力

肌力测试与评估见图3-4-1～图3-4-3；髋前屈肌力见图3-3-1、髋后伸肌力见图3-1-7、髋外展肌力见图3-1-8；髋内收肌力见图3-3-2。

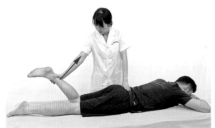
图 3-4-1 膝屈曲肌力

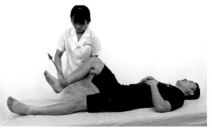
图 3-4-2 膝伸展肌力

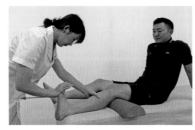
图 3-4-3 踝跖屈肌力（屈膝位）

2）关节活动度

关节活动度测试与评估见图 3-4-4、图 3-4-5；髋前屈活动度见图 3-1-17、髋后伸活动度见图 3-1-18、髋外展活动度见图 3-3-5、髋内收活动度见图 3-3-6、髋外旋活动度见图 3-1-19、髋内旋活动度见图 3-1-20。

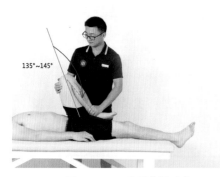
图 3-4-4 膝屈曲活动度

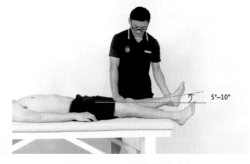
图 3-4-5 膝伸展活动度

3）柔韧性

柔韧性测试与评估见图 3-4-6；腘绳肌柔韧性见图 3-1-30、髋内收肌群柔韧性见图 3-1-27、髂腰肌柔韧性见图 3-1-29、臀大肌柔韧性见图 3-1-31；髂胫束柔韧性见图 3-3-8。

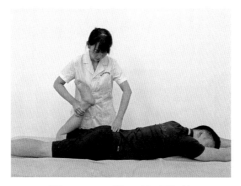

图 3-4-6 股四头肌柔韧性

4）稳定性

相关稳定性测试与评估见图 3-4-7；下肢 Y-Balance 测试见图 3-3-9、单腿站立见图 3-3-10。

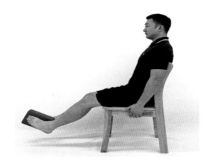

图 3-4-7 股内侧肌激活情况

5）动作模式

单腿跳模式见图 3-4-8、落地模式见图 3-4-9；举手深蹲见图 3-1-34、臀中肌试验见图 3-1-40、单腿下蹲见图 3-3-11。

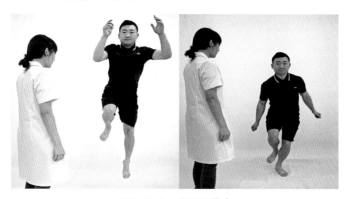

图 3-4-8 单腿跳模式

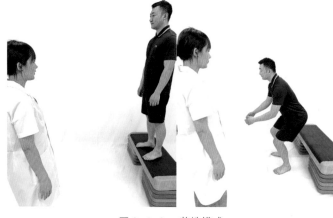

图 3-4-9　落地模式

6）其他

其他测试与评估图 3-4-10、图 3-4-11。

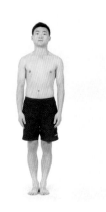

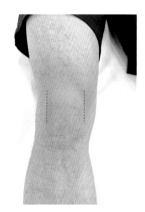

图 3-4-10　下肢力线　　　　图 3-4-11　髌骨位置

3. 热身技术

1）动态拉伸

动态拉伸见图 3-4-12 ~ 图 3-4-16；弓步向前见图 3-1-50、提踵抬腿向前走见图 3-1-51、髋外旋提踵向前走见图 3-1-52；横向弓步见图 3-3-12。

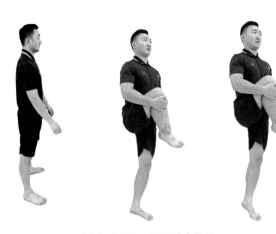

图 3-4-12　臀肌动态拉伸

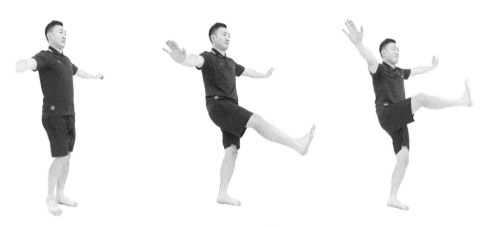

图 3-4-13　向前踢腿

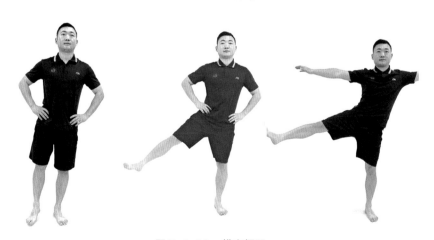

图 3-4-14　横向摆腿

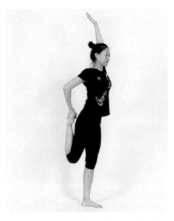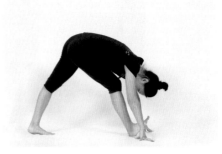

图 3-4-15　股四头肌动态拉伸　　　　图 3-4-16　腘绳肌动态拉伸

2）肌肉激活

股四头肌激活见图 3-4-17，直腿抬高见 3-4-18；臀桥见图 3-1-89、蚌式开合见图 3-1-90、侧卧内侧抬腿见图 3-1-106；侧卧外侧抬腿见图 3-3-14、俯卧后侧抬腿见图 3-3-15。

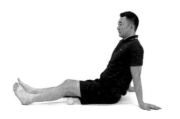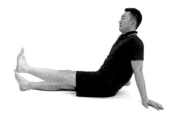

图 3-4-17　股四头肌激活　　　　　　图 3-4-18　直腿抬高

4.康复训练

1）改善关节活动度的训练

（1）拉伸训练：臀中、小肌拉伸见图 3-4-19，背顶墙后侧链拉伸见图 3-4-20；髂腰肌拉伸见图 3-1-69、臀大肌拉伸见图 3-1-70、腘绳肌拉伸见图 3-1-71、髋内收肌群拉伸（直膝位）见图 3-1-74、小腿三头肌拉伸见图 3-1-72；股四头肌拉伸见图 3-3-16。

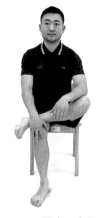

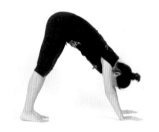

图 3-4-19　臀中、小肌拉伸　　　　图 3-4-20　背顶墙后侧链拉伸

（2）筋膜放松：相关训练见图 3-4-21 ~ 图 3-4-24；筋膜球滚压臀中、小肌见图 3-1-78；泡沫轴滚压髂胫束见图 3-3-20。

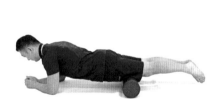

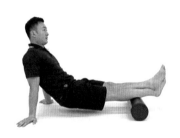

图 3-4-21　泡沫轴滚压股四头肌　　　图 3-4-22　泡沫轴滚压小腿三头肌

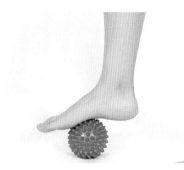

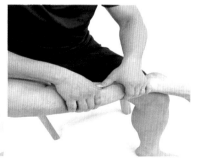

图 3-4-23　足底筋膜松解　　　　图 3-4-24　胫骨后肌松解

（3）主动活动度训练：相关训练见图 3-4-25～图 3-4-31。

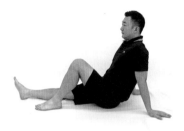
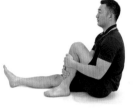
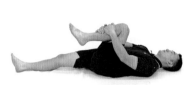

图 3-4-25　坐位主动屈膝　　　图 3-4-26　坐位抱膝　　　图 3-4-27　仰卧抱膝

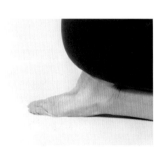
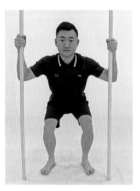

图 3-4-28　跪坐　　　　　　图 3-4-29　辅助下蹲

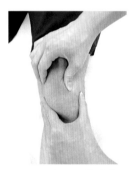
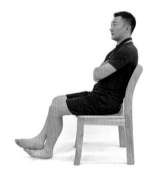

图 3-4-30　推髌骨　　　　　图 3-4-31　坐位健腿辅助屈膝

2）肌力训练

肌力训练见图 3-4-32～图 3-4-46；弹力带抗阻蚌式开合见图 3-1-92、半蹲见图 3-1-105、单腿臀桥见图 3-1-91；箭步蹲见图 3-3-26、侧弓步蹲见图 3-3-27、单腿硬拉见图 3-3-28、宽距半蹲见图 3-3-30。

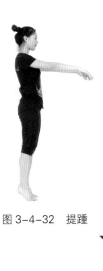
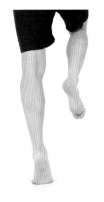
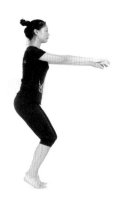

图 3-4-32　提踵　　　　　　图 3-4-33　单腿提踵　　　　　　图 3-4-34　屈膝提踵

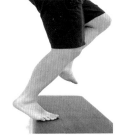
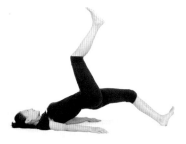

图 3-4-35　单腿屈膝提踵　　　　　图 3-4-36　单腿远端臀桥

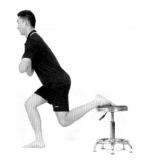
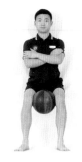

图 3-4-37　保加利亚蹲　　　　　图 3-4-38　夹球半蹲

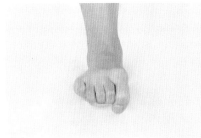

图 3-4-39　足趾控制训练

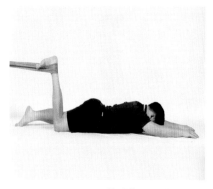

图 3-4-40　俯卧抗阻屈膝

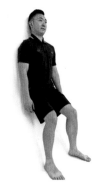

图 3-4-41　靠墙静蹲

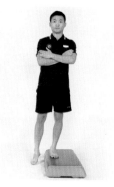

图 3-4-42　侧上台阶

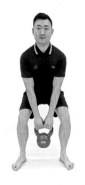

图 3-4-43　负重半蹲

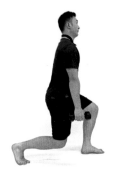

图 3-4-44　负重箭步蹲

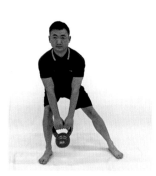

图 3-4-45　负重侧弓步蹲

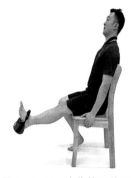

图 3-4-46　坐位抗阻伸膝

3）协调与稳定性训练

（1）稳定性训练：相关训练见图 3-4-47～图 3-4-52；仰卧夹瑜伽球见图 3-1-107；单腿站立训练见图 3-3-32、平衡垫上单腿站立见图 3-3-33、平衡垫上燕式平衡见图 3-3-34、重心转移训练见图 3-3-31、平衡垫上箭步蹲见图 3-3-38。

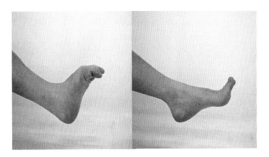

图 3-4-47 踝 - 足趾协调训练

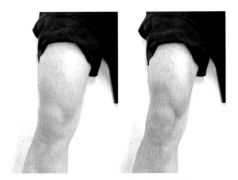

图 3-4-48 股四头肌控制训练

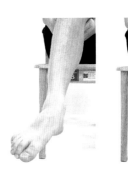

图 3-4-49 踝对角线控制训练

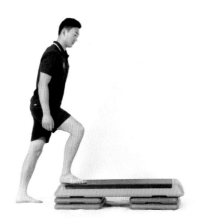

图 3-4-50 上台阶

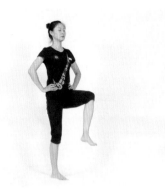

图 3-4-51　闭眼单腿站立

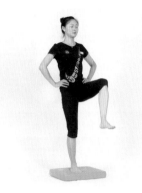

图 3-4-52　平衡垫上闭眼单腿站立

（2）灵敏性训练：相关训练见图 3-4-53 、图 3-4-54。

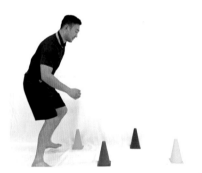

图 3-4-53　"8" 字跳跃训练

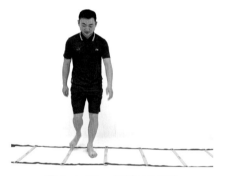

图 3-4-54　绳梯灵敏训练

（3）动作模式训练：相关训练见图 3-4-55 ~ 图 3-4-57。

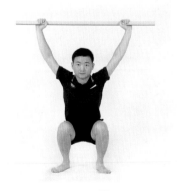

图 3-4-55　下蹲模式训练

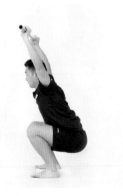

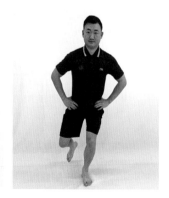

图 3-4-56　单腿蹲模式训练

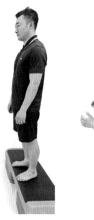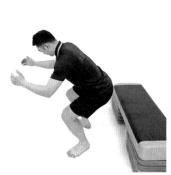

图 3-4-57　落地模式训练

4）整合训练

整合训练见图 3-4-58 ～ 图 3-4-61；箭步蹲肩上推举见图 3-1-124、慢跑见图 3-1-126。

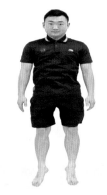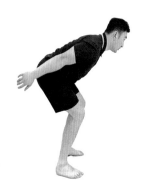

图 3-4-58　纵跳　　　　　　　图 3-4-59　跳远

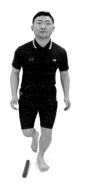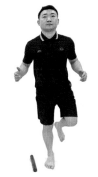

图 3-4-60　交叉跳

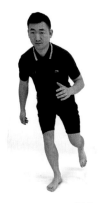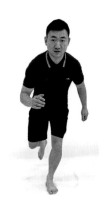

图 3-4-61　单腿侧跳

5. 贴扎技术

注意事项和相对禁忌证见本章第一节脊柱常见慢性运动损伤防护技术部分。

一、髌腱末端病

髌腱末端病是常见的膝关节慢性损伤，由于股四头肌长期过度对髌腱的牵拉，致使髌骨髌腱的骨 – 软骨 – 腱移行区出现局部血供下降、组织变性。多发生于跳跃、反复屈膝缓冲的运动项目中，排球和篮球运动员的发病率高达 50%。

1. 诊断

1）病史与症状

（1）患者起病多隐匿，无明显受伤史。

（2）患者有长期慢性劳损史。

（3）髌腱末端病好发于大强度跑步、跳跃及下蹲训练后。

（4）髌骨下极局部疼痛。

（5）患者膝前痛、跳跃痛、半蹲痛、上下楼梯痛，偶有"打软腿"。

（6）患者髌腱负荷增加时，疼痛加重。

2）体格检查

（1）髌骨下极髌腱近端压痛。

（2）局部轻度肿胀。

（3）股四头肌抗阻试验为阳性。

（4）伸膝力量减弱。

（5）积液诱发试验阴性、韧带半月板相关查体阴性、髌骨活动轨迹正常。

（6）膝关节活动度不受限、无局部红肿及皮温改变。

3）影像学检查

（1）超声：可见局部无回声区。

（2）X线片：多为阴性表现。

（3）MRI：短期无明显改变；病久后可见受累区域肌腱部分信号增强、腱组织增厚。

2. 鉴别诊断

◈ 脂肪垫炎

◈ 髌股关节疼痛综合征

3. 功能测试与评估

（1）肌力：评估患者是否存在髋后伸，膝关节屈曲、伸展，踝关节跖屈肌力不足（图 3-1-7、图 3-4-1、图 3-4-2、图 3-4-3），腘绳肌与股四头肌肌力比值过低。

（2）关节活动度：评估膝关节屈曲、伸展活动度（图 3-4-4、图 3-4-5），判断是否存在屈伸膝受限。

（3）肌肉柔韧性：评估股四头肌、髂腰肌、腘绳肌柔韧性（图 3-4-6、图3-1-29、图 3-1-30）。

（4）动作模式：举手深蹲模式（图3-1-34），观察下蹲时下肢各关节协调发力情况，是否存在膝主导的发力模式；臀中肌试验（图3-1-40），观察骨盆、躯干位置，是否存在骨盆或躯干倾斜。

（5）体态评估：评估髌骨位置是否偏离中心（图 3-4-10）。

4. 热身技术

1）动态拉伸

◈ 弓步向前（图 3-1-50）

◈ 提踵抬腿向前走（图 3-1-51）

◈ 臀肌动态拉伸（图 3-4-12）

◈ 向前踢腿（图 3-4-13）

◈ 股四头肌动态拉伸（图 3-4-15）

◈ 腘绳肌动态拉伸（图 3-4-16）

2）肌肉激活

◈ 臀桥（图 3-1-89）

◆ 直腿抬高（图 3-4-18）

◆ 侧卧外侧抬腿（图 3-3-14）

5. 防护技术

1）肌内效贴

材料：肌内效贴。

作用：缓解疼痛，增加力矩。

患者取仰卧位，屈髋屈膝，医者使用"I"形肌内效贴，锚固定于胫骨结节止点，以自然拉力经髌骨向股四头肌处延展（图3-4-62）。

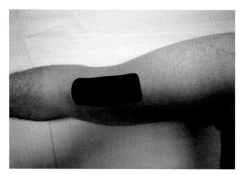

图 3-4-62

2）护具

患者可选择髌骨固定带之类可减轻髌腱张力的护具，大强度训练时可戴护膝（图 3-4-63）。

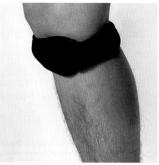

图 3-4-63

6. 治疗方案

1）非手术治疗（避免剧烈运动，运动后及时局部冰敷。）

（1）药物治疗：患者可遵医嘱口服非甾体抗炎药镇痛，局部封闭治疗或用富血小板血浆（PRP）局部注射。

（2）中医治疗：a. 手法。由浅入深，以摩擦、揉按、提捏、推压等手法对股四头肌、髂胫束、内收肌进行放松按摩，髌腱局部可进行指刮手法治疗。b. 针灸。选取髀关、风市、血海、梁丘、犊鼻、足三里、三阴交、阿是穴等，可配合电刺激可行气通络、活血化瘀。

（3）物理因子治疗：可根据局部疼痛、皮肤情况选用体外冲击波治疗、超声波治疗、电热疗、脉冲电治疗、磁疗、高压氧治疗等。

（4）康复训练：具体训练如下。

① 改善肌筋膜柔韧性的训练。

◈ 泡沫轴滚压股四头肌（图 3-4-21）

◈ 泡沫轴滚压髂胫束（图 3-3-20）

◈ 泡沫轴滚压小腿三头肌（图 3-4-22）

◈ 股四头肌拉伸（图 3-3-16）

◈ 髂腰肌拉伸（图 3-1-69）

◈ 腘绳肌拉伸（图 3-1-71）

② 增强肌力的训练。

早期可做以下动作：

◈ 臀桥（图 3-1-89）

◈ 提踵（图 3-4-32）

◈ 屈膝提踵（图 3-4-34）

中期可做以下动作：

◈ 半蹲（图 3-1-105）

◈ 单腿臀桥（图 3-1-91）

◈ 单腿远端臀桥（图 3-4-36）

◈ 单腿提踵（图 3-4-33）

后期可做以下动作：

◈ 单腿硬拉（图 3-3-28）

◈ 箭步蹲（图 3-3-26）

◈ 保加利亚蹲（图 3-4-37）

③ 协调与稳定性训练。

早期可做以下动作：

◈ 单腿站立训练（图 3-3-32）

◆ 闭眼单腿站立（图 3-4-51）

中期可做以下动作：

◆ 下蹲模式训练（图 3-4-55）

◆ 平衡垫上单腿站立（图 3-3-33）

后期可做以下动作：

◆ 仰卧夹瑜伽球（图 3-1-107）

◆ 平衡垫上燕式平衡（图 3-3-34）

◆ 平衡垫上箭步蹲（图 3-3-38）

◆ 落地模式训练（图 3-4-57）

④ 整合训练。

◆ 慢跑（图 3-1-126）

◆ 纵跳（图 3-4-58）

◆ 跳远（图 3-4-59）

2）手术治疗

髌腱末端病一般不首选手术治疗，当非手术治疗 6 个月以上无效时，可考虑手术治疗，手术包括清理髌腱止点骨赘及滑膜、切除髌腱损伤部分、髌腱修复等。

二、髂胫束综合征

髂胫束综合征是屈伸膝过程中髂胫束与股骨外髁反复摩擦，导致韧带或滑囊慢性炎症，而致膝关节外侧疼痛。对此综合征的发病机制还存在其他解释，如髂胫束侧向压缩机制、下肢力线改变、臀部肌肉性能下降、下肢长度差异等。常见于骑自行车、长跑、竞走以及球类项目的运动员。

1. 诊断

1）病史与症状

（1）髂胫束综合征常见于跑步爱好者或骑行爱好者；部分人下肢力线异常，如膝内翻、扁平足等。

（2）膝关节外侧股骨外髁部锐痛或灼痛。

（3）患者上下楼梯或其他膝关节屈曲动作时疼痛明显。

（4）患者休息后疼痛可缓解。

2）体格检查

（1）膝关节外侧压痛，股骨外上髁至胫骨 Gerdy 结节走行疼痛明显。

（2）局部肿胀或有捻发音。

（3）Noble 挤压试验阳性、Ober 试验阳性、被动膝内翻屈、伸膝疼痛加重。

（4）双下肢不等长。

（5）McMurray 试验阴性、抽屉试验阴性、Lachman 试验阴性、后沉征阴性、髌骨活动轨迹正常。

3）影像学检查

（1）X 线片 / CT：多为阴性。

（2）彩超：可见髂胫束及股骨外上髁之间滑囊积液，囊壁增厚。

（3）MRI：严重者可见髂胫束股骨外上髁至胫骨 Gerdy 结节走行区域深处高信号表现。

2. 鉴别诊断

◇ 膝外侧半月板损伤

◇ 膝外侧副韧带损伤

◇ 腘肌肌腱炎 / 损伤

3. 功能测试与评估

（1）肌力：评估股内侧肌激活情况（图3-4-7），髋外展、内收肌力及均衡性（图3-1-8、图3-3-2）。

（2）关节活动度：评估髋关节前屈、内收活动度（图 3-1-17、图3-3-6）。

（3）肌肉柔韧性：评估髂胫束、臀大肌柔韧性（图 3-3-8、图 3-1-31）。

（4）动作模式：举手深蹲、单腿下蹲（图 3-1-34、图 3-3-11），评估下蹲过程中是否存在膝关节内扣或骨盆倾斜。

（5）体态评估：评估是否存在下肢力线异常（如膝外翻）或髌骨外移（图3-4-10、图 3-4-11）。

4. 热身技术

1）动态拉伸

◇ 提踵抬腿向前走（图 3-1-51）

◇ 髋外旋提踵向前走（图 3-1-52）

◇ 横向弓步（图 3-3-12）

◇ 臀肌动态拉伸（图 3-4-12）

◇ 横向摆腿（图 3-4-14）

2）肌肉激活

◇ 股四头肌激活（图 3-4-17）

◆ 直腿抬高（图 3-4-18）

◆ 臀桥（图 3-1-89）

◆ 蚌式开合（图 3-1-90）

◆ 侧卧内侧抬腿（图 3-1-106）

5. 防护技术

肌内效贴：

材料：肌内效贴。

作用：缓解疼痛，引导筋膜，促进外展肌群，减压。

患者取自然体位，医者使用"I"形肌内效贴的锚固定于股骨外侧髁，沿髂胫束方向纵向引导，另两条"Y"形肌内效贴的两尾呈"U"形横向于大腿纵轴贴扎（图 3-4-64）。

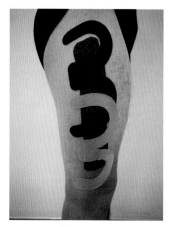

图 3-4-64

6. 治疗方案

非手术治疗（避免疼痛加重的动作）：

（1）药物治疗：患者可遵医嘱口服非甾体抗炎药消炎镇痛，或予以富血小板血浆注射。

（2）中医治疗：a. 手法。由浅入深，以摩擦、揉按、提捏、推压等手法对股四头肌及阔筋膜张肌进行放松按摩，以摩擦、指按、弹拨髂胫束，进行小范围胫股关节手法松解，调整胫股关节对位。b. 针灸。选取风市、血海、梁丘、膝阳关、犊鼻、委阳、膝阳关、阿是穴等穴位，可配合电刺激，以行气通络、活血化瘀。

（3）物理因子治疗：根据局部疼痛程度选择超声波治疗、电热疗、脉冲电治疗、磁疗、蜡疗等。

（4）康复训练：具体训练如下。

① 改善肌筋膜柔韧性的训练。

◈ 泡沫轴滚压股四头肌（图 3-4-21）

◈ 泡沫轴滚压髂胫束（图 3-3-20）

◈ 筋膜球滚压臀中、小肌（图 3-1-78）

◈ 髋内收肌群拉伸（直膝位）（图 3-1-74）

◈ 臀中、小肌拉伸（图 3-4-19）

◈ 臀大肌拉伸（图 3-1-70）

② 增强肌力的训练。

早期可选用以下动作：

◈ 股四头肌控制训练（图 3-4-48）

◈ 臀桥（图 3-1-89）

◈ 侧卧内侧抬腿（图 3-1-106）

中期可做以下动作：

◈ 直腿抬高（图 3-4-18）

◈ 单腿臀桥（图 3-1-91）

◈ 宽距半蹲（图 3-3-30）

后期可选用以下动作：

◈ 夹球半蹲（图 3-4-38）

◈ 箭步蹲（图 3-3-26）

◈ 保加利亚蹲（图 3-4-37）

◈ 单腿硬拉（图 3-3-28）

③ 协调与稳定性训练。

早期可选用以下动作：

◈ 下蹲模式训练（图 3-4-55）

◈ 单腿站立训练（图 3-3-32）

中期可选用以下动作：

◈ 单腿蹲模式训练（图 3-4-56）

◈ 平衡垫上单腿站立（图 3-3-33）

后期可做以下动作：

◈ 平衡垫上箭步蹲（图 3-3-38）

◈ 落地模式训练（图 3-4-57）

三、膝外侧疼痛综合征

膝外侧疼痛综合征指膝外侧副韧带上下滑囊、软组织及腘肌腱慢性损伤而致的膝外侧疼痛。本病在竞走、长跑等耐力性运动中较常见，其特点为在长距离跑步或行走时出现膝外侧剧痛，不能继续完成原进行的运动。

1. 诊断

1）病史与症状

（1）患者无明显受伤史。

（2）膝外侧及大腿外侧疼痛，为刺痛或灼痛。

（3）患者跑步、行走、上下楼时诱发疼痛。

（4）休息后缓解，运动后复发。

2）体格检查

（1）膝外侧压痛。

（2）膝外侧副韧带与关节间隙可触得结节。

（3）过屈或过伸试验、McMurray 试验阴性。

（4）积液诱发试验阴性、外侧胫股关节间隙无明显压痛、无局部红肿及皮温改变。

3）影像学检查

（1）X 线片 / CT：无异常发现。

（2）MRI：可辨明膝外侧的腘肌腱、外侧副韧带、髂胫束和股二头肌腱四个支持结构，可能发现局部的滑膜及滑囊肿胀。

2. 鉴别诊断

◈ 膝外侧半月板撕裂

◈ 膝外侧副韧带损伤

◈ 股二头肌腱炎

◈ 腱下滑囊炎

3. 功能测试与评估

（1）肌力：评估股内侧肌激活情况（图3-4-7），髋外展、内收肌力及均衡性（图3-1-8、图3-3-2）。

（2）关节活动度：评估髋关节前屈、内收活动度（图 3-1-17、图 3-3-6）。

（3）肌肉柔韧性：评估髂胫束、臀大肌柔韧性（图 3-3-8、图 3-1-31）。

（4）动作模式：举手深蹲、单腿下蹲、单腿跳（图 3-1-34、图 3-3-11、

图 3-4-8），观察下蹲或跳跃过程中是否存在膝关节内扣或骨盆、躯干倾斜。

（5）体态评估：评估患者是否存在膝外翻或髌骨外移，是否存在足形态异常（图 3-4-10、图 3-4-11）。

4. 热身技术

1）动态拉伸

◈ 提踵抬腿向前走（图 3-1-51）

◈ 髋外旋提踵向前走（图 3-1-52）

◈ 横向弓步（图 3-3-12）

◈ 臀肌动态拉伸（图 3-4-12）

◈ 横向摆腿（图 3-4-14）

2）肌肉激活

◈ 直腿抬高（图 3-4-18）

◈ 臀桥（图 3-1-89）

◈ 蚌式开合（图 3-1-90）

◈ 侧卧内侧抬腿（图 3-1-106）

5. 防护技术

1）肌内效贴

材料：肌内效贴。

作用：缓解疼痛、减压，稳定腓骨头。

患者取自然体位，医者将"I"形肌内效贴锚固定于腓骨头，绕过髌下贴于胫骨结节附近（图 3-4-65）。

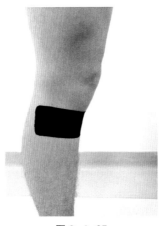

图 3-4-65

2）护具

患者可选择开孔或全包式护膝给予膝关节稳定支持，限制髌骨产生不正常运动轨迹（图3-4-66）。

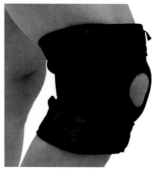

图 3-4-66

6. 治疗方案

1）非手术治疗

（1）药物治疗：患者可遵医嘱口服非甾体抗炎药消炎镇痛；或局部封闭治疗。

（2）中医治疗：a. 手法。采用揉、揉捏、摩擦、推压、按压、提弹、搓等手法放松患者腘绳肌群、股四头肌、小腿三头肌等。b. 针灸。选取风市、膝阳关、阳陵泉、梁丘、阿是穴等。c. 电针。有小结节者，可在结节最高处直刺一针，然后在其上、下、左、右各斜刺一针，针尖朝向结节中心。

（3）物理因子治疗：根据局部疼痛程度选择冲击波、红外线、超短波、激光治疗，蜡疗等。

（4）康复训练：具体训练如下。

① 改善肌筋膜柔韧性的训练。

◆ 泡沫轴滚压股四头肌（图3-4-21）

◆ 泡沫轴滚压髂胫束（图3-3-20）

◆ 筋膜球滚压臀中、小肌（图3-1-78）

◆ 髋内收肌群拉伸（直膝位）（图3-1-74）

◆ 臀中、小肌拉伸（图3-4-19）

◆ 臀大肌拉伸（图3-1-70）

② 增强肌力的训练。

早期可选用以下动作：

◆ 足趾控制训练（图3-4-39）

◇ 股四头肌控制训练（图 3-4-48）

◇ 臀桥（图 3-1-89）

中期可选用以下动作：

◇ 直腿抬高（图 3-4-18）

◇ 侧卧内侧抬腿（图 3-1-106）

◇ 单腿臀桥（图 3-1-91）

后期可选用以下动作：

◇ 宽距半蹲（图 3-3-30）

◇ 夹球半蹲（图 3-4-38）

◇ 箭步蹲（图 3-3-26）

◇ 保加利亚蹲（图 3-4-37）

③ 协调与稳定性训练。

早期可选用以下动作：

◇ 下蹲模式训练（图 3-4-55）

◇ 单腿站立训练（图 3-3-32）

中期可选用以下动作：

◇ 单腿蹲模式训练（图 3-4-56）

◇ 平衡垫上单腿站立（图 3-3-33）

后期可选用以下动作：

◇ 平衡垫上箭步蹲（图 3-3-38）

◇ 落地模式训练（图 3-4-57）

2）手术治疗

膝外侧疼痛综合征多选择非手术治疗，疗效较好。对于辅助检查提示确有增生或积液的膝外侧滑囊，且非手术治疗无效者可以选择手术。手术多采用麻醉下切除变性的滑囊，切除后可考虑采用复方倍他米松注射液局部注射。

四、半月板损伤

半月板损伤是指半月板因外伤或慢性退行性病变而出现撕裂，继而出现关节疼痛、肿胀、活动受限、关节交锁、弹响等症状，是膝关节最常见的损伤，其发生率据文献报道可达 154 / 10 万人，且 60% 前交叉韧带断裂均伴发半月板损伤。半月板损伤可分为急性损伤和慢性损伤，急性损伤有明确外伤史，如在剧烈活动中突然损伤，并迅速出现关节肿胀，此时关节内可能因为半月板撕裂出现积血；慢性半月板损伤，患者可能没有明确外伤史。半月板损伤多见于球类运动员及重体力劳动者。

1. 诊断

1）病史与症状

（1）患者有膝关节突然极度屈曲、扭转、跳跃、旋转等急性受伤史或慢性受伤史。

（2）半月板损伤常伴发膝前交叉韧带断裂。

（3）膝关节胫股关节间隙疼痛。

（4）膝关节交锁、弹响、"打软腿"。

2）体格检查

（1）膝关节胫股关节间隙压痛明显。

（2）过屈或过伸试验阳性。

（3）McMurray 试验阳性：膝关节弯曲时内、外旋会产生疼痛、咔哒声、捻发音；膝关节受压时出现破裂声、咔哒声示半月板移位。

（4）研磨试验阳性、积液诱发试验可阳性、关节内外侧副韧带相关查体阴性、髌骨活动轨迹正常，无局部红肿及皮温改变。

（5）股四头肌萎缩。

3）影像学检查

影像学检查应紧密结合临床症状、体征进行诊断。

（1）X 线片：半月板结构在 X 线片中不显影，多通过胫股关节间隙高度间接判断；X 线片中下肢全长片能够发现下肢力线异常，膝内外翻畸形，膝关节内骨折、游离体、剥脱性骨软骨炎。

（2）MRI：可确诊半月板损伤。MRI按损伤程度分为4级：0级，为正常半月板，表现为均匀低信号且形态规则；Ⅰ级，表现为不与半月板关节面相接触的灶性的椭圆或球形高信号；Ⅱ级，表现为水平的或线形的半月板内高信号，可延伸至半月板的关节囊缘，但未达到半月板的关节面缘；Ⅲ级，表现为半月板内高信号累及上或下表面或两个关节面。

（3）关节镜检查：目前，关节镜检查是诊断半月板损伤可靠的依据。

2. 鉴别诊断

◆ 侧副韧带损伤

◆ 鹅足腱滑囊炎

◆ 髂胫束综合征

◆ 隐神经 – 卡压综合征

◆ 滑膜皱襞卡压综合征

◆ 髌下脂肪垫嵌顿

◆ 关节内游离体

◆ 其他占位性病变（如滑膜血管瘤、局限性色素沉着绒毛结节样滑膜炎等）

3. 功能测试与评估

（1）肌力：评估膝屈曲、伸展肌力（图 3-4-1、图 3-4-2），以及髋关节前屈、后伸、外展肌力（图 3-3-1、图 3-1-7、图 3-1-8）。

（2）关节活动度：评估膝屈曲、伸展活动度（图 3-4-4、图 3-4-5），活动范围中有无膝关节交锁或别卡感。

（3）肌肉柔韧性：评估股四头肌、髋内收肌群、髂腰肌、腘绳肌、髂胫束柔韧性（图 3-4-6、图 3-1-27、图 3-1-29、图 3-1-30、图 3-3-8）。

（4）稳定性：下肢 Y-Balance 测试、单腿站立（图 3-3-9、图 3-3-10）。

（5）动作模式：举手深蹲、单腿下蹲（图 3-1-34、图 3-3-11），观察膝关节有无内扣、不稳定。

（6）体态评估：评估患者有无膝内翻或外翻，股骨或胫骨有无旋转（图 3-4-10）。

4. 热身技术

1）动态拉伸

◆ 提踵抬腿向前走（图 3-1-51）

◆ 髋外旋提踵向前走（图 3-1-52）

◆ 横向弓步（图 3-3-12）

◆ 股四头肌动态拉伸（图 3-4-15）

◆ 腘绳肌动态拉伸（图 3-4-16）

2）肌肉激活

◆ 直腿抬高（图 3-4-18）

◆ 侧卧内侧抬腿（图 3-1-106）

◆ 臀桥（图 3-1-89）

◆ 蚌式开合（图 3-1-90）

5.防护技术

1）肌内效贴

材料：肌内效贴。

作用：改善疼痛和功能活动受限，促进功能恢复。

患者取坐位，膝关节自然屈曲，医者使用2条"Y"形肌内效贴，一条锚在胫骨粗隆，两尾以中度拉力、内外围绕髌骨后止于上方处；另一条锚在膝关节外侧处，两尾以中度拉力、上下围绕髌骨后止于内侧处（图3-4-67）。

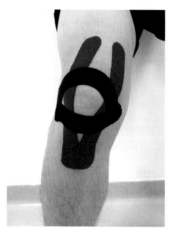

图 3-4-67

2）护具

患者可选择对膝关节有加固稳定作用的护具，可选用稍长护膝，限制胫股关节扭转动作，减轻对半月板的扭转力量（图 3-4-68）。

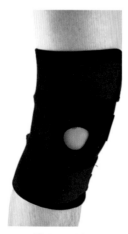

图 3-4-68

6. 治疗方案

1）非手术治疗

非手术治疗适用于无交锁等临床症状体征的 MRI Ⅰ～Ⅱ级信号的各型半月板损伤。

（1）制动：伤后 1～2 周，伤膝制动，若关节肿胀有积液，可行关节穿刺，并予弹力绷带加压包扎。

（2）药物治疗：患者可遵医嘱口服非甾体抗炎药消炎镇痛；关节局部皮温高则可外敷二黄新伤止痛软膏。

（3）中医治疗：a. 手法。由浅入深，以摩擦、揉按、提捏、推压等手法对膝周股四头肌、腘绳肌、内收肌、髂胫束进行放松按摩，进行小范围胫股关节手法松解，调整对位，最后施加下肢纵向牵引力，局部减压。b. 针灸。选取风市、血海、梁丘、内外膝眼、膝阳关、阴陵泉、委中、委阳、阴谷、足三里、阿是穴等，可配合电刺激，可行气通络、活血化瘀。

（4）物理因子治疗：可根据局部疼痛肿胀程度选择超短波治疗、冷疗、超声波治疗、磁疗等。

（5）康复训练：具体训练如下。

① 改善肌筋膜柔韧性的训练。

◈ 泡沫轴滚压股四头肌（图 3-4-21）

◈ 泡沫轴滚压髂胫束（图 3-3-20）

◈ 筋膜球滚压臀中、小肌（图 3-1-78）

◈ 髋内收肌群拉伸（直膝位）（图 3-1-74）

◈ 臀大肌拉伸（图 3-1-70）

◈ 小腿三头肌拉伸（图 3-1-72）

② 增强肌力的训练。

早期可选用以下动作：

◈ 股四头肌控制训练（图 3-4-48）

◈ 直腿抬高（图 3-4-18）

◈ 侧卧内侧抬腿（图 3-1-106）

◈ 侧卧外侧抬腿（图 3-3-14）

◈ 俯卧后侧抬腿（图 3-3-15）

◈ 臀桥（图 3-1-89）

◆ 提踵（图 3-4-32）

◆ 屈膝提踵（图 3-4-34）

中期可选用以下动作：

◆ 半蹲（图 3-1-105）

◆ 单腿臀桥（图 3-1-91）

◆ 单腿远端臀桥（图 3-4-36）

◆ 单腿提踵（图 3-4-33）

◆ 单腿屈膝提踵（图 3-4-35）

后期可选用以下动作：

◆ 箭步蹲（图 3-3-26）

◆ 保加利亚蹲（图 3-4-37）

◆ 单腿硬拉（图 3-3-28）

③ 协调与稳定性训练。

早期可选用以下动作：

◆ 股四头肌控制训练（图 3-4-48）

◆ 下蹲模式训练（图 3-4-55）

中期可选用以下动作：

◆ 单腿站立训练（图 3-3-32）

后期可选用以下动作：

◆ 平衡垫上单腿站立（图 3-3-33）

◆ 平衡垫上箭步蹲（图 3-3-38）

◆ 平衡垫上燕式平衡（图 3-3-34）

◆ 单腿蹲模式训练（图 3-4-56）

2）手术治疗

症状影响工作、生活者；MRI Ⅲ级信号以上的半月板损伤（边缘不稳型长纵裂或桶柄样撕裂、横形撕裂及瓣状撕裂、半月板撕裂合并有交叉韧带、侧副韧带断裂、盘状半月板、半月板囊肿等）者；保守治疗无效者；急性撕裂需要重返赛场的运动员建议早期行手术治疗。

五、鹅足腱滑囊炎

鹅足腱是由缝匠肌、股薄肌及半腱肌的肌腱腱膜汇集而成，附着于胫骨结节内下方。鹅足腱滑囊是鹅足腱与膝内侧副韧带之间的滑囊。鹅足腱滑囊炎是膝关节反复屈伸活动，导致相关肌腱充血、水肿或反复摩擦、挤压鹅足腱滑囊而引起的滑囊无菌性炎症。鹅足腱滑囊炎可发生于任何年龄，由于解剖差异，女性较男性更常见，多见于中长跑运动员、登山运动员、舞蹈演员及篮球运动员等。

1. 诊断

1）病史与症状

（1）患者有膝反复屈伸或膝外伤史。

（2）患者运动中和运动后膝关节内侧疼痛。

（3）疼痛晨轻夜重。

（4）活动时疼痛加重，休息时缓解。

（5）上下楼梯疼痛明显。

（6）膝关节活动受限。

2）体格检查

（1）胫骨内侧髁前内下鹅足腱附着处压痛。

（2）膝伸屈时，内侧肌腱弹动或弹响。

（3）滑囊周围肿胀、积液。

（4）抗阻内收阳性、抗阻牵拉阳性。

（5）McMurray 试验阴性、抽屉试验阴性、Lachman 试验阴性、后沉征阴性、髌骨活动轨迹正常。

3）影像学检查

（1）X 线片 / CT：可了解外生骨疣情况。

（2）彩超：可见鹅足腱及下方滑囊间积液。

（3）MRI：可见鹅足腱滑囊高信号表现。

2. 鉴别诊断

◆ 侧副韧带损伤

◆ 内侧半月板损伤

◆ 内侧胫骨平台应力性骨折

◆ 股骨髁骨坏死

3. 功能测试与评估

（1）肌力：评估股内侧肌激活情况（图3-4-7），髋外展、内收肌力（图3-1-8、图3-3-2）。

（2）关节活动度：评估髋关节前屈、外展、内收活动度（图3-1-17、图

3-3-5、图3-3-6）。

（3）肌肉柔韧性：评估髋内收肌群、臀大肌、髂胫束柔韧性（图3-1-27、图3-1-31、图3-3-8）。

（4）稳定性：下肢Y-Balance测试、单腿站立（图3-3-9、图3-3-10）。

（5）动作模式：举手深蹲、单腿下蹲（图3-1-34、图3-3-11），观察下蹲过程中是否存在膝关节内扣；臀中肌试验（图3-1-40），观察站立时是否出现骨盆倾斜；以及评估单腿跳和落地模式（图3-4-8、图3-4-9）。

（6）体态评估：评估患者是否存在膝外翻、股骨内旋、髌骨外移或足弓下陷（图3-4-10、图3-4-11）。

4. 热身技术

1）动态拉伸

◆ 提踵抬腿向前走（图3-1-51）

◆ 髋外旋提踵向前走（图3-1-52）

◆ 横向弓步（图3-3-12）

◆ 横向摆腿（图3-4-14）

2）肌肉激活

◆ 直腿抬高（图3-4-18）

◆ 侧卧内侧抬腿（图3-1-106）

◆ 臀桥（图3-1-89）

◆ 蚌式开合（图3-1-90）

5. 防护技术

1）肌内效贴

材料：肌内效贴。

作用：改善疼痛，促进炎症消退。

患者取自然体位，医者使用"X"形肌内效贴，中间为锚，施加拉力固定于痛点处，尾端向两端延展（图3-4-69）。再使用"爪"形肌内效贴，以痛点为锚，施加拉力固定于小腿下端。然后使用"I"形肌内效贴，以小腿下段为锚点，向膝内侧疼痛点延伸（图3-4-70）。

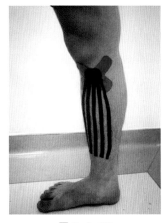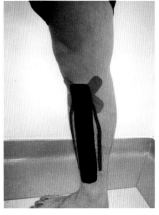

图 3-4-69　　　　　　　　　图 3-4-70

2）护具

患者应选择开孔或全包式护膝给予膝关节稳定支持，限制髌骨不正常运动轨迹（图 3-4-71）。

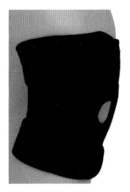

图 3-4-71

6. 治疗方案

1）非手术治疗

患者应注意休息，避免剧烈运动。

（1）药物治疗：患者可遵医嘱口服或外涂非甾体抗炎药消炎镇痛；或局部封闭治疗。

（2）中医治疗：a. 手法。由浅入深，以摩擦、揉按、提捏、推压等手法对股四头肌、缝匠肌、内收肌、腘绳肌进行放松按摩。b. 针灸。选取箕门、血海、梁丘、内膝眼、阴陵泉、足三里、殷门、曲泉、阿是穴等，可配合电刺激，可行气通络、活血化瘀。

（3）物理因子治疗：根据疼痛程度选择超声波、中频干扰电、短波、脉冲电治疗，磁疗，微波治疗，蜡疗等。

（4）康复训练：具体训练如下。

① 改善肌筋膜柔韧性的训练。

◆ 泡沫轴滚压股四头肌（图 3-4-21）

◆ 泡沫轴滚压髂胫束（图 3-3-20）

◆ 筋膜球滚压臀中、小肌（图 3-1-78）

◆ 泡沫轴滚压小腿三头肌（图 3-4-22）

◆ 髋内收肌群拉伸（直膝位）（图 3-1-74）

◆ 足底筋膜松解（图 3-4-23）

◆ 胫骨后肌松解（图 3-4-24）

② 增强肌力的训练。

早期可选用以下动作：

◆ 股四头肌控制训练（图 3-4-48）

◆ 足趾控制训练（图 3-4-39）

◆ 臀桥（图 3-1-89）

◆ 提踵（图 3-4-32）

◆ 屈膝提踵（图 3-4-34）

中期可选用以下动作：

◆ 宽距半蹲（图 3-3-30）

◆ 单腿臀桥（图 3-1-91）

◆ 单腿远端臀桥（图 3-4-36）

后期可选用以下动作：

◆ 箭步蹲（图 3-3-26）

◆ 保加利亚蹲（图 3-4-37）

◆ 单腿硬拉（图 3-3-28）

③ 协调与稳定性训练。

早期可选用以下动作：

◆ 踝 - 足趾协调训练（图 3-4-47）

◆ 踝对角线控制训练（图 3-4-49）

中期可选用以下动作：

◆ 下蹲模式训练（图 3-4-55）

◆ 单腿站立训练（图 3-3-32）

后期可选用以下动作：

◆ 单腿蹲模式训练（图 3-4-56）

◆ 平衡垫上箭步蹲（图 3-3-38）

◆ 平衡垫上单腿站立（图 3-3-33）

2）手术治疗

病程长、病情反复发作、疼痛症状明显、严重影响生活、保守治疗无效的患者，可选择手术切除鹅足腱滑囊。

六、髌股关节疼痛综合征

髌股关节疼痛综合征（PFPS）也曾称为髌骨股骨疼痛症候群、髌骨软化症，是临床上常见的疾病，也是引起膝关节疼痛的主要原因之一。其发病机制与髌骨周围肌力不平衡导致膝屈伸时髌骨运行轨迹不正常有关。此外，髌股关节应力增加、劳损、外伤、股四头肌弹性减退、髌骨活动受限、髌骨外侧支持带挛缩等均是重要致病因素。无论普通人还是职业运动员都较常见，女性多于男性，青壮年高发。

1. 诊断

1）病史与症状

（1）患者多无明显外伤史。

（2）膝前痛，间歇性出现髌后、髌周或髌下疼痛，且进行性加重。

（3）部分患者出现"打软腿"现象，伴有关节内弹响和摩擦感，但罕有交锁感。

（4）上下楼梯、跑步等髌股关节明显受力活动时疼痛加重。

2）体格检查

（1）髌周压痛。

（2）髌骨研磨试验阳性、推髌抗阻试验阳性、下蹲试验阳性、抗阻伸膝试验阳性。

（3）屈伸膝关节时，髌股关节间隙可扪及捻发音。

（4）关节积液者浮髌试验阳性。

（5）关节内外韧带相关查体阴性。

（6）脂肪垫区无明显压痛、局部红肿及皮温改变。

3）影像学检查

（1）X线片／CT：可显示髌骨发育异常，特殊位X线片如屈膝30°、45°、60°髌骨轴位像以及CT扫描可显示髌股关节的对位不良及不稳。

（2）MRI：PFPS伴髌骨软骨或股骨髁软骨损伤者，可在MRI上有所表现；否则多为阴性。

2. 鉴别诊断

◆ 髌前滑囊炎

◆ 髌下脂肪垫炎

◆ 剥脱性骨软骨炎

◆ 滑膜皱襞卡压综合征

3. 功能测试与评估

（1）肌力：评估膝屈、伸展肌力（图3-4-1、图3-4-2），髋前屈、后伸、外展、内收肌力（图3-3-1、图3-1-7、图3-1-8、图3-3-2）。

（2）关节活动度：评估髋关节前屈、后伸、外旋、内旋、外展、内收活动度（图3-1-17、图3-1-18、图3-1-19、图3-1-20、图3-3-5、图3-3-6），以及膝关节屈曲、伸展活动度（图3-4-4、图3-4-5）。

（3）肌肉柔韧性：评估股四头肌、髂腰肌、臀大肌、髂胫束柔韧性（图3-4-6、图3-1-29、图3-1-31、图3-3-8）。

（4）稳定性：下肢Y-Balance测试、单腿站立（图3-3-9、图3-3-10）。

（5）动作模式：举手深蹲、单腿下蹲、单腿跳、落地模式（图3-1-34、图3-3-11、图3-4-8、图3-4-9）。

（6）体态评估：评估患者是否存在膝外翻或髌骨外移、足弓下陷（图3-4-10、图3-4-11）。

4. 热身技术

1）动态拉伸

◆ 提踵抬腿向前走（图3-1-51）

◆ 髋外旋提踵向前走（图3-1-52）

◆ 横向弓步（图3-3-12）

◆ 横向摆腿（图3-4-14）

2）肌肉激活

◇ 直腿抬高（图 3-4-18）

◇ 蚌式开合（图 3-1-90）

◇ 臀桥（图 3-1-89）

◇ 侧卧内侧抬腿（图 3-1-106）

◇ 侧卧外侧抬腿（图 3-3-14）

5.防护技术

1）肌内效贴

材料：肌内效贴。

作用：改善髌骨运动轨迹，增强感觉输入，促进肌肉收缩。

患者取坐位，膝关节自然屈曲，医者使用"Y"形肌内效贴，将锚固定于大腿前方中上部，沿股直肌肌肉起止点方向，以自然拉力向下延展，两尾沿髌骨内、外侧缘包绕髌骨。再使用"I"形肌内效贴，以髌尖为锚点，向膝关节两端延伸（图3-4-72）。

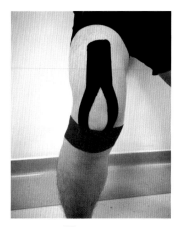

图 3-4-72

2）护具

患者应选择对髌骨前方无挤压力的膝关节护膝，在加固胫股关节同时，给予髌股关节一定活动范围，避免加重髌前压力（图 3-4-73）。

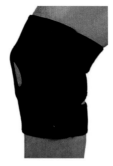

图 3-4-73

6. 治疗方案

1）非手术治疗

（1）药物治疗：患者可遵医嘱口服非甾体抗炎药消炎镇痛；或外擦扶他林乳胶剂；对局限性滑膜肿痛、皱襞卡压及髌腱末端病疼痛顽固者可考虑行痛点封闭治疗。

（2）中医治疗：a. 手法。由浅入深，以摩擦、揉按、提捏、推压等手法对膝周股四头肌、腘绳肌、内收肌、髂胫束及小腿三头肌进行放松按摩，以轻手法进行髌骨松动。b. 针灸。选取承扶、殷门、风市、血海、梁丘、内外膝眼、委中、足三里、承筋、承山、阿是穴等，可配合电刺激治疗，以行气通络、活血化瘀。

（3）物理因子治疗：根据局部疼痛程度及皮肤情况选择超声波、冷冻、声电泳、离子传导、电刺激、激光治疗等。

（4）康复训练：具体训练如下。

① 改善肌筋膜柔韧性的训练。

◆ 泡沫轴滚压股四头肌（图 3-4-21）

◆ 泡沫轴滚压髂胫束（图 3-3-20）

◆ 筋膜球滚压臀中、小肌（图 3-1-78）

◆ 泡沫轴滚压小腿三头肌（图 3-4-22）

◆ 股四头肌拉伸（图 3-3-16）

◆ 髂腰肌拉伸（图 3-1-69）

◆ 臀大肌拉伸（图 3-1-70）

◆ 髋内收肌群拉伸（直膝位）（图 3-1-74）

② 增强肌力的训练。

早期可选用以下动作：

◆ 股四头肌控制训练（图 3-4-48）

◆ 臀桥（图 3-1-89）

◆ 蚌式开合（图 3-1-90）

◆ 提踵（图 3-4-32）

◆ 屈膝提踵（图 3-4-34）

中期可选用以下动作：

◆ 半蹲（图 3-1-105）

◆ 单腿臀桥（图 3-1-91）

◆ 单腿远端臀桥（图 3-4-36）

◆ 单腿提踵（图 3-4-33）

◆ 单腿屈膝提踵（图 3-4-35）

后期可选用以下动作：

◆ 箭步蹲（图 3-3-26）

◆ 保加利亚蹲（图 3-4-37）

◆ 单腿硬拉（图 3-3-28）

③ 协调与稳定性训练。

早期可选用以下动作：

◆ 下蹲模式训练（图 3-4-55）

◆ 单腿站立训练（图 3-3-32）

中期可选用以下动作：

◆ 单腿蹲模式训练（图 3-4-56）

◆ 平衡垫上单腿站立（图 3-3-33）

后期可选用以下动作：

◆ 平衡垫上燕式平衡（图 3-3-34）

◆ 平衡垫上箭步蹲（图 3-3-38）

2）手术治疗

严重髌骨轨迹不良，髌骨骑跨在股骨上应考虑行关节镜下外侧支持带松解术；伴脂肪垫滑膜及皱襞卡压者，若保守治疗无效，可考虑行镜下病变组织切除。

七、慢性膝关节内侧副韧带损伤

慢性膝关节内侧副韧带（MCL）损伤，除直接暴力外，也可由下肢力线异常（X 型腿）或下蹲模式不佳（膝内扣）等因素，膝关节长期承受外翻应力，出现慢性损伤。另外，急性内侧副韧带损伤若治疗不及时，也可发展为慢性损伤。

1. 诊断

1）病史与症状

（1）患者下肢力线异常，常为 X 型腿。

（2）患者有急性内侧副韧带损伤史。

（3）膝关节内侧疼痛。

2）体格检查

（1）MCL 走行区压痛。

（2）外翻应力试验阳性，出现疼痛。

（3）膝关节屈伸活动轻度受限或受限。

3）影像学检查

（1）X 线片：可排除骨折及关节内骨软骨骨折、髌骨脱位。

（2）CT：适用于明确骨性游离体、骨折移位情况。

（3）彩超：适用于评估关节积液。

（4）MRI：诊断 MCL 断裂的首要影像检查；排除关节内损伤；可见 MCL 信号异常、连续性中断、股骨外髁骨髓水肿。

2. 鉴别诊断

◆ 膝关节前、后交叉韧带损伤

◆ 内侧半月板损伤

◆ 髌骨脱位

3. 功能测试与评估

（1）肌力：评估股内侧肌激活情况（图 3-4-7），膝屈曲、伸展肌力（图 3-4-1、3-4-2），髋外展、内收肌力（图 3-1-8、图 3-3-2）。

（2）关节活动度：评估膝关节屈曲、伸展活动度（图 3-4-4、图 3-4-5）。

（3）肌肉柔韧性：评估股四头肌、髂胫束柔韧性（图 3-4-6、图 3-3-8）。

（4）稳定性：下肢 Y-Balance 测试、单腿站立（图 3-3-9、图 3-3-10）。

（5）动作模式：举手深蹲、单腿下蹲（图 3-1-34、图 3-3-11），评估是否出现膝关节内扣、不稳定。

（6）体态评估：评估是否存在膝外翻（图 3-4-10）。

4. 热身技术

1）动态拉伸

◆ 提踵抬腿向前走（图 3-1-51）

◆ 髋外旋提踵向前走（图 3-1-52）

◆ 横向弓步（图 3-3-12）

◆ 横向摆腿（图 3-4-14）

2）肌肉激活

◆ 直腿抬高（图 3-4-18）

◆ 侧卧外侧抬腿（图 3-3-14）

◆ 臀桥（图 3-1-89）

◆ 蚌式开合（图 3-1-90）

◆ 侧卧内侧抬腿（图 3-1-106）

5. 防护技术

1）肌内效贴

材料：肌内效贴。

作用：消肿止痛，增加膝关节稳定性。

患者取仰卧位，膝关节屈曲 30°，医者使用 2 条"爪"形肌内效贴，锚分别固定于膝关节股骨内侧髁上方，以肿胀处为中心，各尾以自然拉力向下延展，包覆肿胀部位（图 3-4-74）。

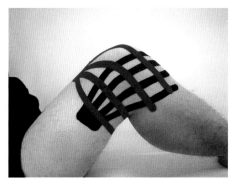

图 3-4-74

2）护具

患者可选择对膝关节有加固稳定作用的护具，限制胫股关节扭转动作，减轻对半月板的扭转力量（图3-4-68）。

6.治疗方案

Ⅰ度和Ⅱ度MCL损伤，Ⅲ度单纯MCL损伤，通常采用保守治疗；损伤初期均应采用非手术方式进行治疗，以减轻疼痛和肿胀，增加关节活动度。

1）非手术治疗

（1）保护、适当负重、冰敷、加压包扎、抬高患肢和口服非甾体抗炎药，治疗急性疼痛和积液；运动时膝关节予以护具保护。

（2）中医治疗：a.手法。由浅入深，以摩擦、揉按、提捏、推压等手法对膝周股四头肌、腘绳肌、内收肌、髂胫束进行放松按摩，进行小范围胫股关节手法松解，调整对位，最后施加下肢纵向牵引力，局部减压。b.针灸。选取风市、血海、梁丘、内外膝眼、膝阳关、阴陵泉、委中、委阳、阴谷、足三里、阿是穴等，可配合电刺激，可行气通络、活血化瘀。

（3）物理因子治疗：根据局部疼痛肿胀程度选择冷疗、超声波、磁疗、高压氧治疗等。

（4）康复训练：具体训练如下。

①改善肌筋膜柔韧性的训练。

早期可选用以下动作：

◆ 泡沫轴滚压髂胫束（图3-3-20）

◆ 泡沫轴滚压股四头肌（图3-4-21）

◆ 筋膜球滚压臀中、小肌（图3-1-78）

◆ 髋内收肌群拉伸（直膝位）（图3-1-74）

◆ 小腿三头肌拉伸（图3-1-72）

◆ 坐位主动屈膝（图3-4-25）

中期可选用以下动作：

◆ 背顶墙后侧链拉伸（图3-4-20）

◆ 坐位抱膝（图3-4-26）

◆ 仰卧抱膝（图3-4-27）

后期可选用以下训练：

◆ 跪坐（图3-4-28）

◆ 辅助下蹲（图 3-4-29）

② 增强肌力的训练。

早期可选用以下动作：

◆ 股四头肌控制训练（图 3-4-48）

◆ 直腿抬高（图 3-4-18）

◆ 侧卧内侧抬腿（图 3-1-106）

◆ 侧卧外侧抬腿（图 3-3-14）

◆ 臀桥（图 3-1-89）

◆ 蚌式开合（图 3-1-90）

中期可选用以下动作：

◆ 单腿臀桥（图 3-1-91）

◆ 单腿远端臀桥（图 3-4-36）

◆ 宽距半蹲（图 3-3-30）

◆ 提踵（图 3-4-32）

后期可选用以下动作：

◆ 箭步蹲（图 3-3-26）

◆ 侧弓步蹲（图 3-3-27）

◆ 保加利亚蹲（图 3-4-37）

◆ 单腿硬拉（图 3-3-28）

◆ 侧上台阶（图 3-4-42）

③ 协调与稳定性训练。

早期可选用以下动作：

◆ 重心转移训练（图 3-3-31）

中期可选用以下动作：

◆ 单腿站立训练（图 3-3-32）

◆ 下蹲模式训练（图 3-4-55）

后期可选用以下动作：

◆ 单腿蹲模式训练（图 3-4-56）

◆ 平衡垫上箭步蹲（图 3-3-38）

◆ 平衡垫上单腿站立（图 3-3-33）

◆ "8" 字跳跃训练（图 3-4-53）

◆ 绳梯灵敏训练（图 3-4-54）

④ 整合训练。

◆ 箭步蹲肩上推举（图 3-1-124）

◆ 交叉跳（图 3-4-60）

◆ 单腿侧跳（图 3-4-61）

2）手术治疗

系统治疗和康复训练后，活动中仍觉膝内侧不稳者，可选择手术治疗。

八、前交叉韧带断裂重建术后康复

膝关节前交叉韧带（ACL）断裂是下肢剧烈跑跳运动中常见的损伤，而手术重建是目前国际认可的 ACL 断裂的治疗方式。手术重建后患膝功能并未完全恢复，指南建议术后重返赛场的时间为术后 12 个月之后，因此长时间的功能康复是必须的。

（一）阶段康复

1. 术后 0 ~ 2 周

1）康复目标

（1）减少肿胀，尽量减轻疼痛。

（2）恢复髌骨活动度。

（3）膝关节恢复完全伸展，逐渐改善屈曲。

（4）恢复正常的股四头肌激活能力，尤其是股内侧肌，恢复完全主动伸展。

（5）维持邻近关节、核心力量。

（6）拐杖辅助下步态正常。

2）康复训练

（1）改善关节活动范围的训练。

◇ 推髌骨（图 3-4-30）

◇ 坐位健腿辅助屈膝（图 3-4-31）

◇ 坐位主动屈膝（图 3-4-25）

◇ 坐位抱膝（图 3-4-26）

◇ 腘绳肌拉伸（图 3-1-71）

◇ 小腿三头肌拉伸（图 3-1-72）

◇ 背顶墙后侧链拉伸（图 3-4-20）

（2）增强肌力的训练。

◆ 股四头肌控制训练（图 3-4-48）

◆ 直腿抬高（图 3-4-18）

◆ 侧卧内侧抬腿（图 3-1-106）

◆ 蚌式开合（图 3-1-90）

（3）协调与稳定性训练。

◆ 重心转移训练（图 3-3-31）

◆ 单腿站立训练（图 3-3-32）

3）康复进阶标准

（1）恢复良好的股四头肌激活。

（2）股四头肌收缩时髌骨向上滑动。

（3）膝关节主动完全伸展。

（4）主动屈膝超过 90°。

2. 术后 3 ~ 5 周

1）康复目标

（1）保持膝关节的主动完全伸展。

（2）逐渐增加屈膝活动度（≥ 120°）。

（3）减少残留的肿胀和疼痛。

（4）恢复良好的肌肉控制与激活。

（5）恢复本体感觉 / 神经肌肉控制。

（6）恢复正常步态。

2）康复训练

（1）改善关节活动范围的训练同上一阶段，在活动范围允许的情况下，可逐步进行固定自行车训练。

（2）增强肌力的训练。

◆ 夹球半蹲（图 3-4-38）

◆ 靠墙静蹲（图 3-4-41）

◆ 宽距半蹲（图 3-3-30）

◆ 臀桥（图 3-1-89）

◆ 提踵（图 3-4-32）

◆ 上台阶（图 3-4-50）

◆ 侧上台阶（图 3-4-42）

（3）协调与稳定性训练。

◆ 单腿站立训练（图 3-3-32）

◆ 平衡垫上单腿站立（图 3-3-33）

3）康复进阶标准

（1）活动后无肿胀、疼痛。

（2）膝关节屈曲＞120°。

（3）力量、稳定性进一步增强。

（4）恢复正常步态。

3. 术后 6 周 ~ 3 个月

1）康复目标

（1）恢复膝关节全范围活动。

（2）强化肌力。

（3）增强本体感觉、平衡和神经肌肉控制。

（4）建立正确的动作模式。

（5）逐渐增强单侧下肢能力。

2）康复训练

（1）改善关节活动范围的训练。

◆ 仰卧抱膝（图 3-4-27）

◆ 跪坐（图 3-4-28）

（2）增强力量的训练。

◆ 俯卧抗阻屈膝（图 3-4-40）

◆ 单腿臀桥（图 3-1-91）

◆ 单腿远端臀桥（图 3-4-36）

◆ 弹力带抗阻蚌式开合（图 3-1-92）

◆ 保加利亚蹲（图 3-4-37）

◆ 侧弓步蹲（图 3-3-27）

◆ 单腿硬拉（图 3-3-28）

◆ 单腿提踵（图 3-4-33）

◆ 坐位抗阻伸膝（图 3-4-46）

（3）协调与稳定性训练。

◆ 闭眼单腿站立（图 3-4-51）

◈ 平衡垫上闭眼单腿站立（图 3-4-52）

◈ 平衡垫上箭步蹲（图 3-3-38）

◈ 平衡垫上燕式平衡（图 3-3-34）

3）康复进阶标准

（1）恢复膝关节全范围活动。

（2）恢复良好的下肢稳定性。

（3）单腿 60° 下蹲标准完成 10 次，无明显疼痛。

（4）活动中无不稳感。

（5）患侧腿臀肌、股四头肌、腘绳肌力量在健侧的 80% 以上。

4. 术后 3 ~ 5 个月

1）康复目标

（1）提升肌力和耐力。

（2）改善神经肌肉控制。

（3）恢复正确的落地模式。

（4）达到良好的跳跃控制。

（5）避免运动后的疼痛肿胀。

（6）恢复慢跑。

2）康复训练

◈ 负重半蹲（图 3-4-43）

◈ 负重侧弓步蹲（图 3-4-45）

◈ 负重箭步蹲（图 3-4-44）

◈ "8" 字跳跃训练（图 3-4-53）

◈ 绳梯灵敏训练（图 3-4-54）

◈ 落地模式训练（图 3-4-57）

◈ 纵跳（图 3-4-58）

◈ 单腿侧跳（图 3-4-61）

3）康复进阶标准

（1）完成慢跑时，膝关节未出现疼痛、肿胀。

（2）恢复良好的单侧下肢发力和控制能力。

（3）患侧腿臀肌、股四头肌、腘绳肌力量在健侧的 90% 以上。

（4）腘绳肌与股四头肌比值 > 60%。

（5）单腿跳跃测试与对侧相比 ≥ 90%，动作模式良好。

5. 术后 6 个月以上

1）康复目标

（1）逐步回归无对抗运动。

（2）达到最大的力量和耐力。

（3）恢复正常的神经肌肉控制。

（4）提升专项训练技能。

2）康复训练

（1）继续肌力强化训练。

（2）继续神经肌肉控制训练。

（3）进行各方向单脚跳跃训练。

（4）进行跑步制动 / 侧切 / 敏捷性训练。

（5）制订多平面特定运动跳跃训练计划。

（6）制订多平面特定运动敏捷性训练计划。

（7）根据个体制订康复目标，包括完成剧烈转向和扭转（约 7 个月）。

（8）非接触练习→完整练习→全面参赛（约 9 个月）。

3）康复进阶标准

（1）患侧腿臀肌、股四头肌、腘绳肌力量在健侧的 95% 以上。

（2）腘绳肌与股四头肌比值为 60% ~ 80%。

（3）单腿跳跃测试与对侧相比≥ 95%，动作模式良好。

（二）ACL 损伤热身技术

◆ 臀肌动态拉伸（图 3-4-12）

◆ 股四头肌动态拉伸（图 3-4-15）

◆ 腘绳肌动态拉伸（图 3-4-16）

◆ 蚌式开合（图 3-1-90）

◆ 臀桥（图 3-1-89）

◆ 落地模式训练（图 3-4-57）

◆ 单腿侧跳（图 3-4-61）

（三）ACL 损伤预防与防护技术

1. 强化下肢力量与稳定性

肢体的力量与稳定性是一切运动的基础，尤其是进行篮球、足球等有身体对抗的运动项目时，更加需要强大的下肢力量和稳定性来对抗运动中关节遭受到的应力，起到预防下肢运动损伤的作用。

2. 平衡膝关节肌力

在 ACL 损伤的预防与损伤后重返赛场的标准中，需要患侧屈曲与伸展峰值力矩比值大于 80%，同一肌群患侧峰值力矩在健侧的 90% 及以上。

3. 动作模式纠正

在下蹲、跳跃落地模式中，增加髋屈曲幅度，激活臀肌发力，保持上肢挺直、稳定，纠正膝关节内扣、前顶过脚尖以及双侧下肢负重不平衡问题。

4. 贴扎技术

1）肌内效贴

材料：肌内效贴。

作用：消肿止痛，提升关节稳定性及本体感觉控制。

患者取自然体位，膝关节自然伸直，医者使用 2 条"爪"形肌内效贴，锚固定于胫骨内、外侧髁下方，以肿胀处为中心，各尾以自然拉力向下延展，包覆肿胀部位（图 3-4-75）。患者仰卧位，膝关节屈曲 30°，选择"I"形肌内效贴，中间撕开，锚以最大张力固定于胫骨粗隆处，上缘位于髌骨下缘，两尾以中度拉力延展包覆于膝关节内、外侧上方（图 3-4-76）。

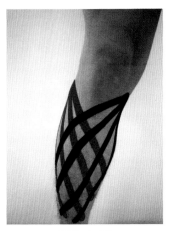
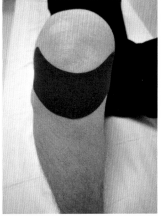

图 3-4-75　　　　　　　　图 3-4-76

2）白贴

材料：白贴。

作用：增加膝关节稳定性。

患者取仰卧位，膝关节屈曲 30°，医者使用白贴在膝关节上下方各包绕 1 圈确定范围（图 3-4-77）。从膝关节下方内侧斜拉 1 条白贴绕膝关节外侧下方至膝关节后外侧上方，再从膝关节下方后外侧斜拉 1 条白贴绕膝关节外侧上方至膝关节前外侧上方交叉（图 3-4-78）。以同样方法在膝关节内侧缠绕胶带（图 3-4-79）。分别从膝关节上方、下方一圈圈分层缠绕胶布，直至只露出髌骨（图 3-4-80、图 3-4-81）。

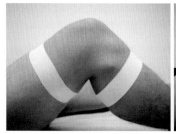
图 3-4-77

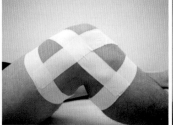
图 3-4-78

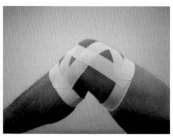
图 3-4-79

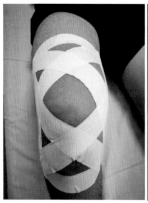
图 3-4-80

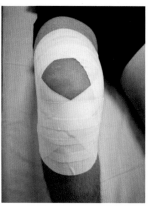
图 3-4-81

3）护具

患者可选择对膝关节有加固稳定作用的护具，限制胫股关节扭转动作，减轻对前交叉韧带的拉力（图 3-4-68）。

第五节　踝关节常见伤病

踝关节是人体重要的负重关节，其稳定性是保证人体负重以及运动功能的重要基础。由于踝关节解剖和生理的特点，其成为运动中最常见的损伤部位，多发生于球类（篮球、足球、排球）、体操等以跑跳动作为主的项目中。有数据表明，跑跳运动中 25% 的损伤发生在踝关节，占据了人体六大关节损伤的首位。发生踝关节运动损伤后，若治疗不当或不及时，则会加重损伤程度，延迟康复时间，并导致一系列并发症的出现，如慢性踝关节不稳、踝关节撞击综合征等。

1. 功能解剖

踝关节由胫、腓骨下端的关节面及距骨滑车组成，又称距小腿关节，在人体行走过程中需承受 3~5 倍体重。踝关节骨性结构特点是踝部扭伤好发的原因之一，外踝较内踝长 1.0~1.5 cm，可作为一道防止过度外翻的骨质屏障，同时距骨体前宽后窄，踝关节背伸时胫骨远端对距骨颈起到一定阻挡作用，而跖屈时踝关节稳定性变差，增加了踝关节的内翻倾向。踝关节稳定性除了骨性结构外，周围韧带结构作用至关重要，外侧韧带包括距腓前韧带、距腓后韧带及跟腓韧带三部分。由于距腓前韧带主要的功能在于限制踝关节内翻及距骨前移，同时，在踝关节背伸状态下松弛、跖屈时紧张；跟腓韧带位于踝关节和距下关节外侧，跨过两个关节，主要功能在于限制踝关节和距下关节内翻，踝关节过度内翻时，常导致跟腓韧带损伤。内侧韧带即三角韧带包含胫距前韧带、胫舟韧带、胫跟韧带和胫距后韧带；部分人群跟舟韧带和弹簧韧带也会参与三角韧带组成；三角韧带的浅部结构横跨踝关节和距下关节，深层结构仅横跨踝关节，使得三角韧带在抵抗距骨旋前和外展起着主要的作用。由于外侧韧带结构较内侧韧带结构薄弱，因此，临床上常表现为内翻扭伤。踝关节的运动方式有：背伸、跖屈、内翻、外翻、外展、内收、旋前、旋后，其中最主要的是背伸和跖屈，在进行这些运动时还需与足部的跗间关节协同完成。

2. 功能测试与评估

1）肌力

肌力测试与评估见图 3-5-1~图 3-5-4。

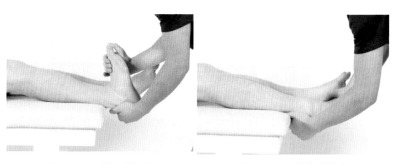

图 3-5-1　踝跖屈肌力　　　　　图 3-5-2　踝背伸肌力

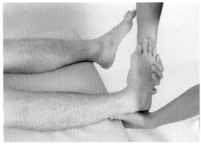
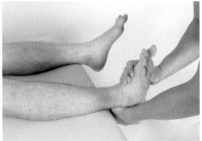

图 3-5-3　踝外翻肌力　　　　　图 3-5-4　踝内翻肌力

2）关节活动度

关节活动度测试与评估见图 3-5-5～图 3-5-9。

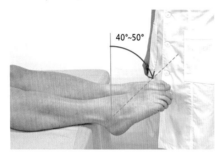
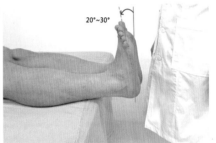

图 3-5-5　踝跖屈活动度　　　　图 3-5-6　踝背伸活动度

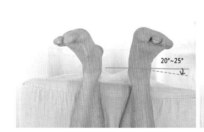
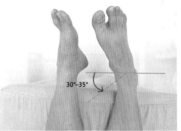

图 3-5-7　踝外翻活动度　　　　图 3-5-8　踝内翻活动度

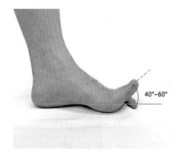

图 3-5-9　第一跖趾关节顺应性

3）柔韧性

柔韧性测试与评估见图 3-5-10 ~ 图 3-5-14。

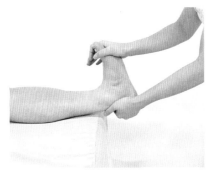
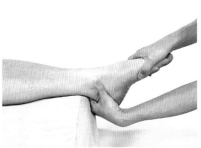

图 3-5-10　小腿三头肌柔韧性　　　图 3-5-11　胫骨前肌柔韧性

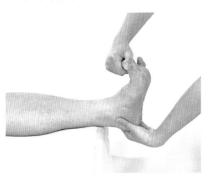

图 3-5-12　足底筋膜柔韧性

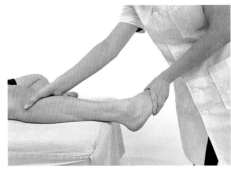
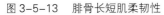
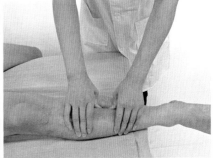

图 3-5-13　腓骨长短肌柔韧性　　　图 3-5-14　胫骨后肌触诊

4）稳定性

单腿提踵测试见图 3-5-15；下肢 Y-Balance 测试见图 3-3-9、单腿站立见图 3-3-10。

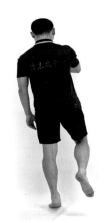

图 3-5-15　单腿提踵测试

5）动作模式

◆ 臀中肌试验（图 3-1-40）

◆ 举手深蹲（图 3-1-34）

6）其他

◆ 下肢力线（图 3-4-10）

3.热身技术

1）动态拉伸

◆ 手足前走（图 3-1-49）

◆ 弓步向前（图 3-1-50）

◆ 提踵抬腿向前走（图 3-1-51）

◆ 髋外旋提踵向前走（图 3-1-52）

◆ 横向弓步（图 3-3-12）

2）肌肉激活

肌肉激活图 3-5-16 ~ 图 3-5-21；足趾控制训练见图 3-4-39。

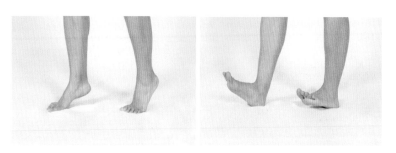

图 3-5-16　踮脚走　　　　　图 3-5-17　翘脚走

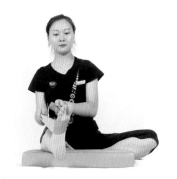

图 3-5-18　弹力带抗阻踝内翻

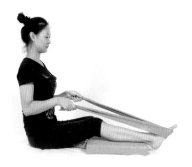

图 3-5-19　弹力带抗阻踝跖屈

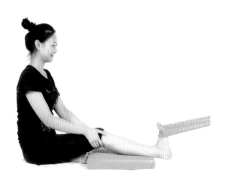

图 3-5-20　弹力带抗阻踝背伸

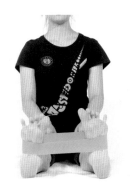

图 3-5-21　弹力带抗阻踝外翻

4. 康复训练

1）改善关节活动范围的训练

（1）拉伸训练：相关拉伸见图 3-5-22 ~ 图 3-5-26；腘绳肌拉伸见图 3-1-71、小腿三头肌拉伸见图 3-1-72。

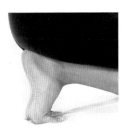

图 3-5-22　足底筋膜伸展

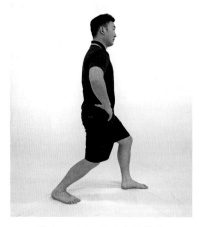

图 3-5-23　比目鱼肌拉伸

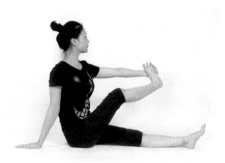

图 3-5-24　腓骨长短肌拉伸

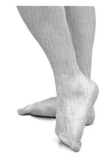

图 3-5-25　趾伸肌群拉伸

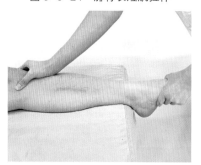

图 3-5-26　胫骨前肌拉伸

（2）筋膜放松：泡沫轴滚压胫骨前肌见图 3-5-27，泡沫轴滚压腓骨长短肌见图 3-5-28；泡沫轴滚压髂胫束见图 3-3-20、泡沫轴滚压小腿三头肌见图 3-4-22、足底筋膜松解见图 3-4-23、胫骨后肌松解见图 3-4-24。

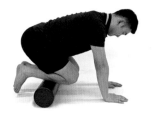

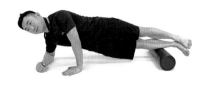

图 3-5-27　泡沫轴滚压胫骨前肌　　图 3-5-28　泡沫轴滚压腓骨长短肌

（3）主动活动度训练：相关训练见图 3-5-29 ~ 图 3-5-34；跪坐见图 3-4-28。

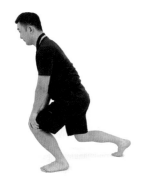
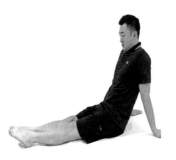
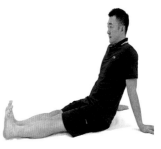

图 3-5-29　弓步膝前顶　　　　图 3-5-30　主动踝跖屈　　　　图 3-5-31　主动踝背伸

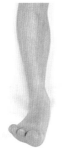
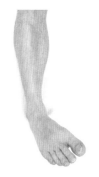

图 3-5-32　主动踝外翻　　图 3-5-33　主动踝内翻

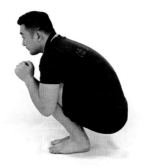

图 3-5-34　并腿蹲

2）肌力训练

肌力训练图3-5-35、图3-5-36；臀桥、蚌式开合、单腿臀桥见图3-1-89～图3-1-91；单腿硬拉见图3-3-28；提踵、单腿提踵、屈膝提踵、单腿屈膝提踵见图3-4-32～图3-4-35。

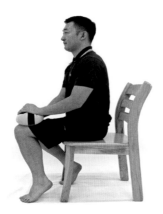 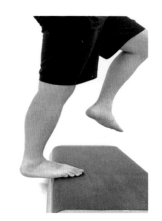

图3-5-35　坐位提踵　　　　　图3-5-36　小腿三头肌离心训练

3）协调与稳定性训练

（1）稳定性训练：见图3-5-37～图3-5-40；单腿站立训练、平衡垫上单腿站立、平衡垫上燕式平衡见图3-3-32～图3-3-34；闭眼单腿站立、平衡垫上闭眼单腿站立见图3-4-51、图3-4-52。

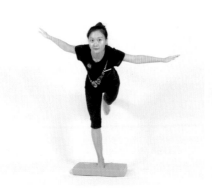 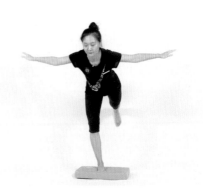

图3-5-37　平衡垫上单腿站动态训练　　图3-5-38　闭眼平衡垫上单腿站动态训练

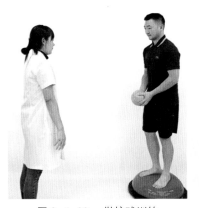 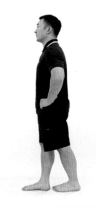

图 3-5-39　抛接球训练　　　　图 3-5-40　前后脚站立

（2）灵敏性训练：蛇形跑见图 3-5-41；踝－足趾协调训练见图 3-4-47、踝对角线控制训练见图 3-4-49。

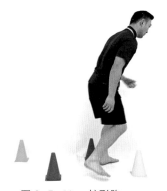

图 3-5-41　蛇形跑

4）整合训练

相关整合训练见图 3-5-42 ～ 图 3-5-45。

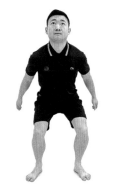 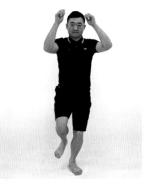

图 3-5-42　双腿原地跳　　　　图 3-5-43　单腿原地跳

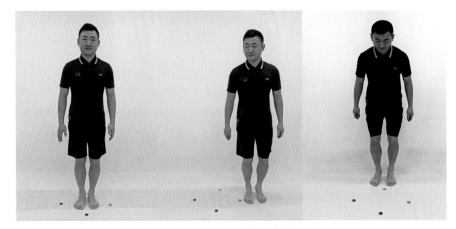

图 3-5-44　双腿四方跳

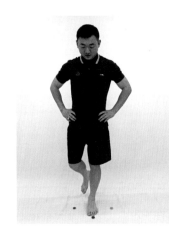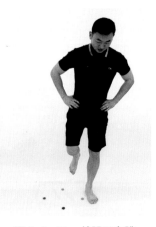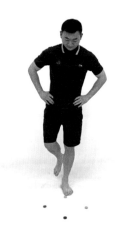

图 3-5-45　单腿四方跳

5.防护技术

注意事项和相对禁忌证见本章第一节常见慢性运动损伤防护技术部分。

一、慢性踝关节不稳

慢性踝关节不稳（CAI）是由于踝关节急性扭伤后未得到早期有效的治疗，再次或反复发生类似的损伤，之后发生了结构性和功能性的改变，从而发展为踝关节慢性疼痛、功能障碍的慢性运动损伤性疾病。

慢性踝关节不稳的病因常被认为是扭伤导致的外踝韧带损伤，主要是距腓前韧带伴或不伴跟腓韧带的损伤。一般认为慢性踝关节不稳的机制可以分为韧带损伤导致的机械性不稳和扭伤后生物力学功能失调导致的功能性不稳两方面。随着研究的深入，慢性踝关节不稳的机械性不稳与功能性不稳愈加难以完全区分，目前倾向于将机械性、功能性等不同特点的踝关节不稳统一归类于慢性踝关节不稳。

1. 诊断

1）病史与症状

（1）患者有反复踝关节扭伤。

（2）外踝周围肿胀。

（3）踝关节无力感。

（4）患者可出现"打软脚"。

（5）患者在不平地面行走时有恐惧感。

（6）足踝部不稳定。

（7）疼痛，行走时踝关节有酸胀感或酸痛感（部分无疼痛感）。

（8）运动受限。

2）体格检查

（1）踝关节外侧距腓前韧带走行区或起止点压痛。

（2）跟腓韧带走行区或起止点压痛。

（3）抽屉试验阳性，距骨倾斜试验阳性。

3）影像学检查

（1）常规 X 线片、CT 多无异常，部分在应力位下可出现关节间隙不对称。

（2）MRI：可用于评估韧带或联合韧带损伤的程度（外侧副韧带、三角韧带等），可见关节腔少量积液等阳性表现。

2. 鉴别诊断

◈ 距骨骨软骨损伤

◈ 下胫腓联合损伤

◈ 踝关节撞击综合征

◈ 跗骨窦综合征

◈ 腓骨肌腱脱位

◈ 踝关节内外踝骨折

3. 功能测试与评估

（1）肌力：评估踝跖屈、背伸、外翻、内翻肌力（图 3-5-1、图 3-5-2、

图 3-5-3、图 3-5-4），尤其是跖屈、外翻肌力，评估髋外展、外旋肌力（图 3-1-8、图 3-3-3）。

（2）关节活动度：评估踝关节跖屈、背伸、外翻、内翻活动度（图 3-5-5、图 3-5-6、图 3-5-7、图 3-5-8），是否存在活动受限。

（3）稳定性：下肢 Y-Balance 测试、单腿站立、单腿提踵测试（图 3-3-9、图 3-3-10、图 3-5-15）。

（4）动作模式：举手深蹲、臀中肌试验（图 3-1-34、图 3-1-40）。

（5）体态评估：观察小腿、跟骨、足弓位置状态，是否存在胫骨旋转、跟骨翻转及足弓过高或过低（图 3-4-10）。

4. 热身技术

1）动态拉伸

◆ 手足前走（图 3-1-49）

◆ 提踵抬腿向前走（图 3-1-51）

2）肌肉激活

◆ 踮脚走（图 3-5-16）

◆ 翘脚走（图 3-5-17）

◆ 弹力带抗阻踝背伸（图 3-5-20）

◆ 弹力带抗阻踝跖屈（图 3-5-19）

◆ 弹力带抗阻踝内翻（图 3-5-18）

◆ 弹力带抗阻踝外翻（图 3-5-21）

5. 防护技术

运动员训练、比赛时可应用支持带、弹力绷带等保护踝关节，重点提高踝关节稳定性。

1）肌内效贴

材料：肌内效贴。

作用：缓解疼痛、消肿及增加关节稳定性、本体感觉。

患者取仰卧位，踝关节呈内翻趾屈位，医者使用 2 条"爪"形肌内效贴，锚点分别固定于踝关节内外侧的上方，尾端以自然拉力向远端延展，呈网状覆盖肿胀区域（图 3-5-46）。患者取仰卧位，患肢垂出床边，使用"I"形肌内效贴，锚固定于外踝，尾端以自然拉力经足底延展至内踝处（图 3-5-47）。

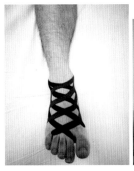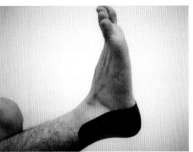

图 3-5-46　　　　　　　　　图 3-5-47

2）白贴

材料：白贴。

作用：增加踝关节稳定性。

患者保持足部中立位，白贴 1 锚在跟腱上方的小腿处，两侧分别向小腿前侧牵拉重叠（图 3-5-48）。白贴 2 锚在足底跟骨处，分别向白贴 1 牵拉固定，为了增加强度，可以沿足的纵轴方向增加多条（图 3-5-49）。白贴 3 锚在足背处，先牵拉往外侧足底，过足底从内侧足弓处拉出，再斜向牵拉至外踝（图 3-5-50）。白贴 4 锚在跟腱上方的小腿处，两侧分别向小腿前侧牵拉重叠，为了增加固定效果，可以沿着前 1 条白贴的下沿依次往下增加多条固定（图 3-5-51）。

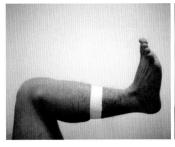

图 3-5-48　　　　　　　　　图 3-5-49

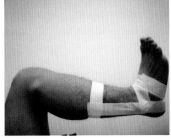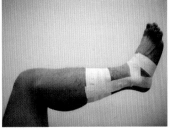

图 3-5-50　　　　　　　　　图 3-5-51

3）护具

护具可提供缓冲，可起到限制足踝左右活动，减轻踝关节受伤部位压力，加固踝关节和促进损伤的软组织痊愈的作用（图 3-5-52）。

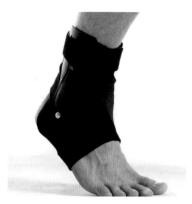

图 3-5-52

6. 治疗方案

1）非手术治疗

（1）药物治疗：肿痛明显者可遵医嘱口服非甾体抗炎药，双氯芬酸钠缓释胶囊 50 mg，2 次 / 天；非专业运动员可外敷新伤消肿散和二黄新伤止痛软膏。

（2）中医治疗：a. 手法。局部瘀肿较甚者不宜重手法，可在足踝部或小腿处做抚摩、推压手法，促进淋巴回流减轻肿胀。b. 针灸。根据局部情况选取丘墟、申脉、昆仑、悬钟、阳陵泉、商丘、照海、太溪、三阴交、解溪、阿是穴等，可行气通络、活血化瘀。

（3）物理因子治疗：根据局部肿胀、疼痛、粘连程度选择冷疗，超声波、短波、微波、激光、中频治疗，蜡疗，水疗等。

（4）康复训练：具体训练如下。

① 改善关节活动范围的训练。

◆ 足底筋膜松解（图 3-4-23）

◆ 泡沫轴滚压小腿三头肌（图 3-4-22）

◆ 泡沫轴滚压胫骨前肌（图 3-5-27）

◆ 小腿三头肌拉伸（图 3-1-72）

◆ 比目鱼肌拉伸（图 3-5-23）

◆ 弓步膝前顶（图 3-5-29）

◆ 主动踝跖屈（图 3-5-30）

◆ 主动踝背伸（图 3-5-31）

◆ 主动踝外翻（图 3-5-32）

◆ 主动踝内翻（图 3-5-33）

◆ 跪坐（图 3-4-28）

◆ 并腿蹲（图 3-5-34）

② 增强肌力的训练。

早期可选用以下动作：

◆ 弹力带抗阻踝跖屈（图 3-5-19）

◆ 弹力带抗阻踝背伸（图 3-5-20）

◆ 弹力带抗阻踝外翻（图 3-5-21）

◆ 臀桥（图 3-1-89）

◆ 坐位提踵（图 3-5-35）

中期可选用以下动作：

◆ 踮脚走（图 3-5-16）

◆ 翘脚走（图 3-5-17）

◆ 提踵（图 3-4-32）

◆ 屈膝提踵（图 3-4-34）

◆ 蚌式开合（图 3-1-90）

◆ 单腿臀桥（图 3-1-91）

后期可选用以下动作：

◆ 单腿提踵（图 3-4-33）

◆ 单腿屈膝提踵（图 3-4-35）

③ 协调与稳定性训练。

早期可选用以下动作：

◆ 踝 - 足趾协调训练（图 3-4-47）

◆ 踝对角线控制训练（图 3-4-49）

◆ 前后脚站立（图 3-5-40）

◆ 单腿站立训练（图 3-3-32）

中期可选用以下动作：

◆ 平衡垫上单腿站立（图 3-3-33）

- 闭眼单腿站立（图 3-4-51）
- 平衡垫上燕式平衡（图 3-3-34）
- 抛接球训练（图 3-5-39）

后期可选用以下动作：

- 平衡垫上闭眼单腿站立（图 3-4-52）
- 平衡垫上单腿站动态训练（图 3-5-37）
- 闭眼平衡垫上单腿站动态训练（图 3-5-38）
- 蛇形跑（图 3-5-41）

④ 整合训练。

重返运动前可做以下动作：

- 双腿原地跳（图 3-5-42）
- 双腿四方跳（图 3-5-44）
- 单腿原地跳（图 3-5-43）
- 单腿四方跳（图 3-5-45）

2）手术治疗

踝关节扭伤后长时间肿痛，症状持续 3~6 个月，且非手术治疗无效者；运动专项训练动作中，有持续疼痛、恐惧或感觉不稳者必要时行关节镜手术。

二、腓骨肌腱损伤

腓骨肌包括腓骨短肌、腓骨长肌。腓骨短肌提供 63% 的外翻力，参与足外旋、外翻和跖屈，腓骨长肌同样参与足跖屈、外翻，同时起到稳定足弓的作用。腓骨肌是在踝部急性内翻扭伤时最先受到应力作用的肌肉，对于外踝的动力学稳定有重要意义。腓骨肌腱损伤包含腓骨肌腱外伤性脱位、腓骨肌腱撕裂、肌腱炎及腓骨肌腱籽骨疼痛综合征等病变。

1. 诊断

1）病史与症状

（1）患者有明确踝关节外伤史或慢性劳损病史。

（2）患者行走时踝外侧下方疼痛、肿胀。

（3）足外翻时疼痛明显，可出现肌腱脱位、弹响、无法发力。

（4）可见皮下出血、淤斑。

（5）继发关节周围的疼痛、酸胀感。

（6）踝关节活动受限。

2）体格检查

（1）外踝后方压痛。

（2）足外翻抗阻疼痛增加。

（3）踝背伸时腓骨肌腱滑向外踝前方，可伴有弹响。

（4）外踝前方可触及脱位肌腱，跖屈时可自动复位。

（5）可伴有关节活动受限。

3）影像学检查

（1）X 线片：无异常，但外踝后侧有撕脱骨片可确诊本病。

（2）MRI：可进一步了解支持带损伤情况。

2. 鉴别诊断

◇　踝关节扭伤

踝距腓后韧带损伤的肿胀、压痛与本病相同，但足外翻抗阻痛为阴性。

3. 功能测试与评估

（1）肌力：评估踝跖屈、背伸、外翻、内翻肌力（图 3-5-1、图 3-5-2、图 3-5-3、图 3-5-4），尤其是外翻、内翻肌力。

（2）关节活动度：评估踝关节跖屈、背伸、外翻、内翻活动度（图 3-5-5、图 3-5-6、图 3-5-7、图 3-5-8）。

（3）肌肉柔韧性：评估腓骨长短肌柔韧性（图 3-5-13）。

（4）稳定性：下肢 Y-Balance 测试、单腿站立、单腿提踵测试（图 3-3-9、图 3-3-10、图 3-5-15）。

4. 热身技术

1）动态拉伸

◇　手足前走（图 3-1-49）

◇　提踵抬腿向前走（图 3-1-51）

◇　髋外旋提踵向前走（图 3-1-52）

2）肌肉激活

◇　踮脚走（图 3-5-16）

◇　翘脚走（图 3-5-17）

◇　弹力带抗阻踝外翻（图 3-5-21）

5. 贴扎防护

肌内效贴：

材料：肌内效贴。

作用：改善疼痛和功能活动受限，促进功能恢复。

患者取仰卧位，踝关节呈内翻趾背伸位，使用"Ⅰ"形肌内效贴，锚固定于腓骨外侧面下 1/3～2/3 处，以自然拉力向外踝延伸（图 3-5-53）。

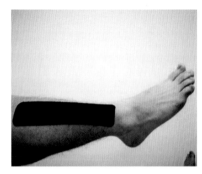

图 3-5-53

6. 治疗方案

1）非手术治疗

（1）POLICE 原则：保护、适当负重、冰敷、加压包扎和抬高患肢。

（2）复位固定：手法复位，跖屈外翻位固定 4～6 周。

（3）药物治疗：肿痛明显者可遵医嘱口服非甾体抗炎药，双氯芬酸钠缓释胶囊 50 mg，2 次/天；非专业运动员可外敷新伤消肿散和二黄新伤止痛软膏。

（4）中医治疗：可通过中医手法、针灸治疗行气通络、活血化瘀。

（5）物理因子治疗：根据局部肿胀、疼痛程度选择冷疗，超声波、短波、微波、激光治疗等。

（6）康复训练：具体训练如下。

① 改善关节活动范围的训练。

◆ 足底筋膜松解（图 3-4-23）

◆ 泡沫轴滚压小腿三头肌（图 3-4-22）

◆ 泡沫轴滚压胫骨前肌（图 3-5-27）

◆ 泡沫轴滚压腓骨长短肌（图 3-5-28）

◆ 腓骨长短肌拉伸（图 3-5-24）

◆ 主动踝内翻（图 3-5-33）

◆ 主动踝外翻（图 3-5-32）

◆ 泡沫轴滚压髂胫束（图 3-3-20）

② 增强肌力的训练。

早期可选用以下动作：

◈ 弹力带抗阻踝跖屈（图 3–5–19）

◈ 弹力带抗阻踝背伸（图 3–5–20）

◈ 弹力带抗阻踝外翻（图 3–5–21）

◈ 臀桥（图 3–1–89）

◈ 坐位提踵（图 3–5–35）

中期可选用以下动作：

◈ 踮脚走（图 3–5–16）

◈ 翘脚走（图 3–5–17）

◈ 提踵（图 3–4–32）

◈ 屈膝提踵（图 3–4–34）

◈ 蚌式开合（图 3–1–90）

◈ 单腿臀桥（图 3–1–91）

后期可选用以下动作：

◈ 单腿提踵（图 3–4–33）

◈ 单腿屈膝提踵（图 3–4–35）

③ 协调与稳定性训练。

早期可选用以下动作：

◈ 踝 – 足趾协调训练（图 3–4–47）

◈ 踝对角线控制训练（图 3–4–49）

◈ 前后脚站立（图 3–5–40）

◈ 单腿站立训练（图 3–3–32）

中期可选用以下动作：

◈ 平衡垫上单腿站立（图 3–3–33）

◈ 闭眼单腿站立（图 3–4–51）

◈ 平衡垫上燕式平衡（图 3–3–34）

◈ 抛接球训练（图 3–5–39）

后期可选用以下动作：

◈ 平衡垫上闭眼单腿站立（图 3–4–52）

◈ 平衡垫上单腿站动态训练（图 3–5–37）

◈ 闭眼平衡垫上单腿站动态训练（图 3–5–38）

◆ 蛇形跑（图 3-5-41）

④ 整合训练。

重返运动前可做以下动作：

◆ 双腿原地跳（图 3-5-42）

◆ 双腿四方跳（图 3-5-44）

◆ 单腿原地跳（图 3-5-43）

◆ 单腿四方跳（图 3-5-45）

训练结束后患者应立刻冰敷踝部 15～20 min。

2）手术治疗

腓骨肌腱损伤伴撕脱骨折者应尽早行手术治疗；支持带撕裂和腓骨肌腱习惯性脱位者，建议行手术治疗。

三、踝关节撞击综合征

踝关节撞击综合征是由于踝关节周围骨性或软组织之间的撞击、挤压及反复摩擦等引起踝周疼痛和关节活动受限的伤病，包括骨性撞击和软组织撞击两大类。病因主要为反复微创伤所致软骨损伤，引起韧带、滑膜炎性增生和骨赘产生，关节活动时增生的滑膜嵌入骨赘中而产生挤压疼痛。

目前，有关文献根据踝关节撞击出现的不同解剖区域将其分为前外侧撞击、前方撞击、前内侧撞击和后方撞击等。

1. 诊断

1）病史与症状

（1）踝关节前外侧撞击病史与症状如下。

① 患者通常有活动后加重的踝关节前外侧疼痛和肿胀史。

② 患者有踝关节内翻损伤或关节创伤病史。

③ 患者在活动时关节会有爆裂或噼啪声。

④ 深蹲痛。

⑤ 背伸活动受限。

⑥ 跑步、跳跃或踢球等会加重疼痛。

（2）踝关节前方撞击病史与症状如下。

① 患者有反复强迫背伸、跖屈创伤或疲劳损伤史。

② 踝前肿痛。

③ 深蹲时踝前疼痛加重。

（3）踝关节前内侧撞击病史与症状如下。

① 患者有踝关节扭伤史。

② 关节前内侧肿痛。

③ 跖屈内翻时疼痛加重。

④ 可伴内侧弹响和交锁。

⑤ 长距离行走或运动时疼痛加重。

（4）踝关节后方撞击病史与症状如下。

① 患者有踝关节过度跖屈损伤史。

② 踝关节后侧疼痛、肿胀。

③ 下蹲、跳跃、足尖点地等踝关节跖屈动作疼痛加重。

2）体格检查

（1）踝关节前外侧撞击体格检查如下。

① 前外侧关节间隙压痛。

② 背伸活动受限。

③ 踝被动背伸和外翻痛。

④ 撞击试验阳性。

（2）踝关节前方撞击体格检查如下。

① 前踝间隙压痛明显。

② 可触及骨赘突起。

③ 被动背伸痛。

④ 踝关节背伸活动受限。

（3）踝关节前内侧撞击体格检查如下。

① 前内侧踝关节压痛明显。

② 被动内翻痛。

③ 前内侧撞击试验阳性。

④ 背伸和内翻受限。

⑤ 可触摸到前内侧骨赘、游离体。

（4）踝关节后方撞击体格检查如下。

① 内外侧距胫关节间隙压痛。

② 跖屈活动受限。

③踝关节后侧压痛，跟腱内外侧尤为明显。

④被动跖屈痛。

⑤跖屈抗阻痛。

⑥屈踇抗阻痛。

3）影像学检查

（1）X线片：对骨性撞击有诊断价值，可显示骨折、骨软骨骨折、外踝撕脱骨折和骨赘等。

（2）CT：可显示骨性撞击，鉴别距后三角骨及骨折。

（3）MRI：应用于判断骨赘范围和位置；评估关节软骨破坏情况、骨髓水肿和滑膜炎性增生情况。

2. 鉴别诊断

◇ 关节内游离体

◇ 骨软骨损伤

◇ 跗骨窦综合征

◇ 跟距后关节骨关节病

3. 功能测试与评估

（1）肌力：评估踝跖屈、背伸、外翻、内翻肌力（图3-5-1、图3-5-2、图3-5-3、图3-5-4）。

（2）关节活动度：评估踝关节跖屈、背伸、外翻、内翻活动度（图3-5-5、图3-5-6、图3-5-7、图3-5-8），了解受限情况和撞击发生位置。

（3）稳定性：下肢Y-Balance测试、单腿站立、单腿提踵测试（图3-3-9、图3-3-10、图3-5-15）。

（4）动作模式：举手深蹲、臀中肌试验（图3-1-34、图3-1-40）。

（5）体态评估：观察跟骨位置有无内外翻，是否存在高弓足、扁平足（图3-4-10）。

4. 热身技术

1）动态拉伸

◇ 手足前走（图3-1-49）

◇ 弓步向前（图3-1-50）

◇ 提踵抬腿向前走（图3-1-51）

◇ 横向弓步（图3-3-12）

2）肌肉激活

◈ 踮脚走（图 3-5-16）

◈ 翘脚走（图 3-5-17）

◈ 弹力带抗阻踝跖屈（图 3-5-19）

◈ 弹力带抗阻踝背伸（图 3-5-20）

◈ 弹力带抗阻踝外翻（图 3-5-21）

◈ 弹力带抗阻踝内翻（图 3-5-18）

5.防护技术

1）白贴

材料：白贴和皮肤贴。

作用：增加踝关节稳定性。

患者保持踝关节趾屈，医者使用皮肤贴包裹整个踝关节，白贴 1 锚在外踝上 3 ~ 5 cm 环绕固定上端皮肤贴，白贴 2 锚在跖趾关节处环绕固定下端皮肤贴（图 3-5-54）。白贴 3 锚在内踝上的白贴 1 处，沿小腿过足跟止于外踝上白贴 1 处（图 3-5-55）。白贴 4 锚在内踝前方白贴 2 处，绕过足跟止于另·侧白贴 2 处。为了增加固定效果，可以沿着前 1 条白贴的上下沿依次增加多条固定（图 3-5-56）。白贴 5 可绕踝关节做"8"字和"6"字环绕（图 3-5-57）。

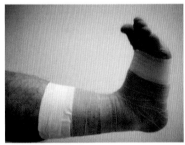
图 3-5-54

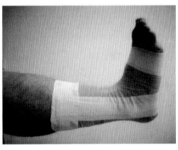
图 3-5-55

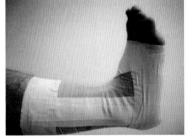
图 3-5-56

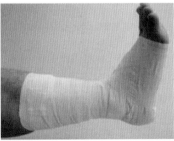
图 3-5-57

2）护具

护具可提供缓冲，可起到限制足踝左右活动，减轻踝关节受伤部位压力，加固踝关节和促进损伤的软组织痊愈的作用（图3-5-52）。

6. 治疗方案

1）非手术治疗

（1）药物治疗：疼痛明显者可遵医嘱口服非甾体抗炎药，双氯芬酸钠缓释胶囊50 mg，2次/天；或局部消炎止痛药物注射；非专业运动员可外敷新伤消肿散和二黄新伤止痛软膏。

（2）中医治疗：a.手法。可在足踝部或小腿处做揉按、提捏、推压手法进行放松按摩后对踝关节进行手法松解。b.针灸。行气通络、活血化瘀，可根据不同撞击区域辨证选穴。

（3）物理因子治疗：根据局部肿胀、疼痛程度选择冷疗，超声波、短波、微波、中频治疗等。

（4）康复训练：具体训练如下。

①改善背屈不足的训练。

◆ 足底筋膜松解（图3-4-23）

◆ 泡沫轴滚压小腿三头肌（图3-4-22）

◆ 小腿三头肌拉伸（图3-1-72）

◆ 比目鱼肌拉伸（图3-5-23）

◆ 弓步膝前顶（图3-5-29）

②改善跖屈不足的训练可选用以下动作。

◆ 泡沫轴滚压胫骨前肌（图3-5-27）

◆ 跪坐（图3-4-28）

③改善内、外翻不足的训练可选用以下动作。

◆ 主动踝内翻（图3-5-33）

◆ 主动踝外翻（图3-5-32）

④增强肌力的训练。

早期可选用以下动作：

◆ 弹力带抗阻踝跖屈（图3-5-19）

◆ 弹力带抗阻踝背伸（图3-5-20）

◆ 弹力带抗阻踝外翻（图3-5-21）

◆ 臀桥（图 3-1-89）

◆ 坐位提踵（图 3-5-35）

中期可选用以下动作：

◆ 踮脚走（图 3-5-16）

◆ 翘脚走（图 3-5-17）

◆ 提踵（图 3-4-32）

◆ 屈膝提踵（图 3-4-34）

◆ 蚌式开合（图 3-1-90）

◆ 单腿臀桥（图 3-1-91）

后期可选用以下动作：

◆ 单腿提踵（图 3-4-33）

◆ 单腿屈膝提踵（图 3-4-35）

⑤ 协调与稳定性训练。

早期可选用以下动作：

◆ 踝 - 足趾协调训练（图 3-4-47）

◆ 踝对角线控制训练（图 3-4-49）

◆ 前后脚站立（图 3-5-40）

◆ 单腿站立训练（图 3-3-32）

中期可选用以下动作：

◆ 平衡垫上单腿站立（图 3-3-33）

◆ 闭眼单腿站立（图 3-4-51）

◆ 平衡垫上燕式平衡（图 3-3-34）

◆ 抛接球训练（图 3-5-39）

后期可选用以下动作：

◆ 平衡垫上闭眼单腿站立（图 3-4-52）

◆ 平衡垫上单腿站动态训练（图 3-5-37）

◆ 闭眼平衡垫上单腿站动态训练（图 3-5-38）

⑥ 整合训练。

重返运动前可做以下动作：

◆ 双腿原地跳（图 3-5-42）

◆ 双腿四方跳（图 3-5-44）

◆ 单腿原地跳（图 3-5-43）

◆ 单腿四方跳（图 3-5-45）

训练过程中患者应尽量避免或减少撞击的发生；训练结束后立刻冰敷踝部 15～20 min。

2）手术治疗

保守治疗 4～6 周后持续疼痛，关节活动受限者；急需要重返赛场的运动员可选择手术治疗。

四、跟腱腱围炎

跟腱腱围炎是指跟腱纤维组织、腱围组织及其跟腱下滑囊的创伤性炎症。慢性劳损是引起跟腱腱围炎的主要原因。运动员在跑跳运动中，足部用力蹬地，小腿三头肌过多的强烈收缩，使跟腱及其腱围组织反复受到牵扯和摩擦，久之则成跟腱腱围炎。

1.诊断

1）病史与症状

（1）患者有踝屈伸过多的运动史或受伤史。

（2）初期感觉运动前、后疼痛，准备活动后疼痛减轻。

（3）重复受伤动作，症状加重。

（4）患者无法单足提踵或跖屈力量减弱。

2）体格检查

（1）跟腱部肿胀、压痛明显，一般位于跟骨上方 2～6 cm 处。

（2）可扪及捻发音。

（3）足抗阻跖屈试验阳性。

（4）若跟腱完全断裂，腓肠肌挤压试验阳性（Thompson 征）。

3）影像学检查

（1）X 线片：多为阴性，有助于排除其他诊断。

（2）超声：可显示跟腱周围液体或粘连（如腱病变），部分撕裂或完全断裂；彩超可显示血流异常增加；对决定手术或者保守治疗有帮助。

（3）MRI：可见肌腱、腱围组织高信号表现，用于明确损伤程度。

2.鉴别诊断

◆ 踝关节后方撞击综合征

◆ 跟骨后滑囊炎

◈ 跟腱止点撕脱骨折

◈ 类风湿性关节炎

3. 功能测试与评估

（1）肌力：评估踝跖屈、背伸肌力（图 3-5-1、图 3-5-2），髋后伸肌力（图 3-1-7）。

（2）关节活动度：评估踝关节跖屈、背伸活动度（图 3-5-5、图 3-5-6）、第一跖趾关节顺应性（图 3-5-9）。

（3）肌肉柔韧性：评估小腿三头肌、胫骨前肌、足底筋膜柔韧性（图 3-5-10、图 3-5-11、图 3-5-12）。

（4）体态评估：观察跟腱形态，评估患者是否存在扁平足或高弓足、跟骨内外翻（图 3-4-10）。

4. 热身技术

1）动态拉伸

◈ 手足前走（图 3-1-49）

◈ 提踵抬腿向前走（图 3-1-51）

◈ 髋外旋提踵向前走（图 3-1-52）

2）肌肉激活

◈ 翘脚走（图 3-5-17）

◈ 踮脚走（图 3-5-16）

◈ 弹力带抗阻踝跖屈（图 3-5-19）

◈ 弹力带抗阻踝背伸（图 3-5-20）

◈ 弹力带抗阻踝外翻（图 3-5-21）

◈ 弹力带抗阻踝内翻（图 3-5-18）

5. 防护技术

防护重点为限制踝关节过度背伸。

1）肌内效贴

材料：肌内效贴。

作用：稳定踝关节，减轻患者局部负荷，减轻局部疼痛。

患者取俯卧位，踝关节跖屈，医者使用"I"形、"Y"形或"爪"形肌内效贴，锚固定于跟骨底，沿小腿后侧肌腹向胫骨内外侧髁延展（图3-5-58）。再使用"I"形肌内效贴，中间为锚固定于跟骨下方，向内外踝延展，呈"U"形贴扎，其中内踝处的拉力为自然拉力，外踝处的拉力可为自然拉力至中等强度拉力（图3-5-59）。

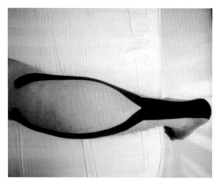 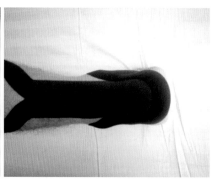

图 3-5-58　　　　　　　　　　　　　　　　图 3-5-59

2）护具

可使用足跟支具、夜间夹板、足跟垫等护具，使足处于轻度跖屈位，减轻跟腱张力，促进腱组织修复（图3-5-52）。

6. 治疗方案

1）非手术治疗

急性期患者休息，给予局部支持带固定、保护，可选用踝足矫形器（AFO）纠正机械性错位。

（1）药物治疗：肿痛明显者可遵医嘱口服非甾体抗炎药；使用少许利多卡因与曲安奈德混合液做腱围或腱鞘内注射，切勿注入跟腱内；非专业运动员可外敷新伤消肿散和二黄新伤止痛软膏。

（2）中医治疗：a.手法。可用揉、捏法按摩患者小腿三头肌，手法自轻渐重，由浅及深；拇食指揉捏跟腱，以松解其粘连；用拇指尖紧贴跟腱硬结处刮剥。b.针灸。行气通络、活血化瘀，根据局部情况，急性期选取承山、太溪、阿是穴，快针治疗，对侧阳谷穴留针配合患侧做提踵运动；慢性期选取承山、承筋、足三里、阿是穴快针治疗，对侧阳谷穴留针配合患侧做提踵运动。

（3）物理因子治疗：根据局部肿胀、疼痛、粘连程度选择使用冲击波、超声波、短波、微波、低能激光、中频治疗，冷疗等。

（4）康复训练：具体训练如下。

① 改善关节活动范围的训练。

◆ 足底筋膜松解（图3-4-23）

◇ 泡沫轴滚压小腿三头肌（图 3-4-22）

◇ 泡沫轴滚压胫骨前肌（图 3-5-27）

◇ 比目鱼肌拉伸（图 3-5-23）

◇ 腘绳肌拉伸（图 3-1-71）

◇ 小腿三头肌拉伸（图 3-1-72）

② 增强肌力的训练。

早期可选用以下动作：

◇ 臀桥（图 3-1-89）

◇ 蚌式开合（图 3-1-90）

◇ 足趾控制训练（图 3-4-39）

中期可选用以下动作：

◇ 弹力带抗阻踝跖屈（图 3-5-19）

◇ 弹力带抗阻踝背伸（图 3-5-20）

◇ 单腿臀桥（图 3-1-91）

◇ 坐位提踵（图 3-5-35）

◇ 踮脚走（图 3-5-16）

◇ 翘脚走（图 3-5-17）

后期可选用以下动作：

◇ 提踵（图 3-4-32）

◇ 屈膝提踵（图 3-4-34）

◇ 单腿提踵（图 3-4-33）

◇ 单腿屈膝提踵（图 3-4-35）

◇ 小腿三头肌离心训练（图 3-5-36）

③ 协调与稳定性训练。

早期可选用以下动作：

◇ 踝 - 足趾协调训练（图 3-4-47）

◇ 单腿站立训练（图 3-3-32）

中期可选用以下动作：

◇ 闭眼单腿站立（图 3-4-51）

◇ 平衡垫上单腿站立（图 3-3-33）

◇ 平衡垫上燕式平衡（图 3-3-34）

后期可选用以下动作：

◆ 平衡垫上闭眼单腿站立（图 3-4-52）

◆ 平衡垫上单腿站动态训练（图 3-5-37）

④ 整合训练。

重返运动前可做以下动作：

◆ 双腿原地跳（图 3-5-42）

◆ 双腿四方跳（图 3-5-44）

◆ 单腿原地跳（图 3-5-43）

◆ 单腿四方跳（图 3-5-45）

患者应控制训练强度；训练结束后立刻冰敷患处 15～20 min。

五、踝部腱鞘炎

反复长时间跳跃造成的趾伸肌和胫前肌腱慢性损伤，或落地失败造成的意外损伤，多见于跑步、跳高、体操、竞走、单人滑等项目。

1. 诊断

1）病史与症状

（1）患者可有慢性损伤或意外损伤史。

（2）踝关节前方、足背疼痛，蹰趾、蹰趾内侧疼痛。

2）体格检查

（1）踝关节前方轻度或无明显肿胀。

（2）趾伸肌和胫前肌腱走行区压痛，部分可触及摩擦感，并扪及捻发音。

（3）内侧楔骨周围肌腱止点处压痛。

（4）足抗阻背伸时试验阳性。

3）影像学检查

（1）常规 X 线片、CT 多无异常。

（2）彩超或 MRI 可明确诊断。

2. 鉴别诊断

◆ 踝关节滑膜炎

本病多有踝关节肿胀，疼痛范围不仅限于肌腱走行区，彩超或 MRI 可鉴别诊断。

3. 功能测试与评估

（1）关节活动度：评估踝关节跖屈、背伸活动度（图 3-5-5、图 3-5-6），

第一跖趾关节顺应性（图 3-5-9）。

（2）肌肉柔韧性：评估胫骨前肌柔韧性（图 3-5-11）。

4. 热身技术

1）动态拉伸

◈ 提踵抬腿向前走（图 3-1-51）

◈ 弓步向前（图 3-1-50）

◈ 横向弓步（图 3-3-12）

◈ 手足前走（图 3-1-49）

2）肌肉激活

◈ 踮脚走（图 3-5-16）

◈ 翘脚走（图 3-5-17）

◈ 弹力带抗阻踝跖屈（图 3-5-19）

◈ 弹力带抗阻踝背伸（图 3-5-20）

5. 防护技术

运动员训练比赛时可应用护具保护，选择防止直接摩擦，以及限制过度跖屈的鞋子。

1）肌内效贴

材料：肌内效贴。

作用：改善疼痛和功能活动受限，促进功能恢复。

患者取仰卧位，屈趾伴足内翻，以促进近固定点收缩为例，医者将"爪"形肌内效贴的锚固定于腓骨前棘，胫骨上端，向第 2 ~ 5 趾延展（图 3-5-60）。

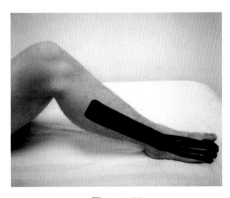

图 3-5-60

2）护具

护具可提供缓冲，限制足踝左右活动，减轻踝关节受伤部位压力，加固踝关节和促进损伤的软组织痊愈的作用（图3-5-52）。

6. 治疗方案

1）非手术治疗

急性期患者休息，给予局部支持带固定、保护。

（1）药物治疗：肿痛明显者可遵医嘱口服非甾体抗炎药；使用少许利多卡因与曲安奈德混合液做腱鞘内注射；非专业运动员可外敷丁桂活络膏。

（2）中医治疗：a.手法。可用揉、揉捏法按摩胫前肌及趾伸肌，手法自轻渐重，由浅及深；用拇指尖紧贴肌腱硬结处刮剥。b.针灸。行气通络、活血化瘀，根据局部情况选取承山、太溪、昆仑、三阴交、申脉、行间、阿是穴等。

（3）物理因子治疗：根据局部肿胀、疼痛、粘连程度选择冲击波、超声波、短波、微波、低能激光、中频治疗，冷疗等。

（4）康复训练：具体训练如下。

① 改善关节活动范围的训练。

◇ 足底筋膜松解（图3-4-23）

◇ 泡沫轴滚压小腿三头肌（图3-4-22）

◇ 泡沫轴滚压胫骨前肌（图3-5-27）

◇ 小腿三头肌拉伸（图3-1-72）

◇ 比目鱼肌拉伸（图3-5-23）

◇ 趾伸肌群拉伸（图3-5-25）

◇ 胫骨前肌拉伸（图3-5-26）

② 增强肌力的训练。

早期可选用以下动作：

◇ 弹力带抗阻踝跖屈（图3-5-19）

中期可选用以下动作：

◇ 踮脚走（图3-5-16）

◇ 翘脚走（图3-5-17）

后期可选用以下动作：

◇ 提踵（图3-4-32）

◇ 屈膝提踵（图3-4-34）

③ 协调与稳定性训练。

早期可选用以下动作：

◆ 踝 – 足趾协调训练（图 3-4-47）

◆ 单腿站立训练（图 3-3-32）

中期可选用以下动作：

◆ 闭眼单腿站立（图 3-4-51）

◆ 平衡垫上单腿站立（图 3-3-33）

◆ 平衡垫上燕式平衡（图 3-3-34）

后期可选用以下动作：

◆ 平衡垫上闭眼单腿站立（图 3-4-52）

◆ 平衡垫上单腿站动态训练（图 3-5-37）

患者应控制训练强度；训练结束后立刻冰敷踝部 15～20 min。

六、足副舟骨损伤

足副舟骨是一种先天性畸形，由幼年时未能与足舟骨结节相结合的副骨化中心发展而来，两骨之间并无真正关节，而是充满结缔组织或类软骨及纤维软骨等支持组织。胫后肌腱在足副舟骨有一异常止点，其作用力可通过足副舟骨及支持组织传至足舟骨并在两骨之间产生一个异常扭矩，造成局部活动紊乱，同时也可削弱胫后肌对足弓的稳定作用，易使足副舟骨的支持组织及足内侧纵弓的支持组织发生疲劳、慢性损伤和非特异性炎性反应而出现疼痛。

足副舟骨分为三型：

Ⅰ型，表现为位于胫后肌腱内的圆形籽骨，跟随胫后肌腱的运动而滑动，极少出现症状，直径 2～3 mm，约占足副舟骨总数的 30%。

Ⅱ型，与足舟骨以软骨或纤维软骨相连，易于受局部肌腱的牵拉而损伤，呈心形或三角形，直径 8～12 mm，也称为"二分舟骨"，足副舟骨损伤大部分是Ⅱ型。

Ⅲ型，与足舟骨相融合，类似鸟嘴样改变，相对稳定，被认为是Ⅱ型的终末阶段，很少出现症状。Ⅱ型及Ⅲ型约占足副舟骨的 70%。

1. 诊断

1）病史与症状

（1）患者有足部创伤（最常见的是足部扭伤）史。

（2）中足内侧疼痛。

（3）自觉内踝关节前下逐渐隆起。

（4）患者长时间行走后疼痛加重。

（5）患者跑跳运动后疼痛加重，休息后好转。

2）体格检查

（1）足舟骨内侧红肿、高突畸形及压痛。

（2）部分患者可伴有扁平足。

3）影像学检查

（1）X线片：为首选影像学检查，足正侧位片及足外侧45° 斜位片，可见足副舟骨畸形。

（2）CT：可以更清楚地显现足副舟骨及舟骨的解剖结构，怀疑有骨折而X线平片显现不清或难以确诊时可以采用。

（3）超声：可检查足舟骨与副舟骨的骨性轮廓，也可用于评估胫后肌腱的完整性和关节软骨退行性变，还可对压痛点进行动态局部定位。

（4）MRI：敏感性和特异性高，可表现为骨髓和软组织水肿。

2. 鉴别诊断

◆ 足舟骨骨折

◆ 足副舟骨应力性骨折

◆ 第一或第二跖骨应力性骨折

◆ 胫后肌腱炎

3. 功能测试与评估

（1）肌力：评估踝外翻、内翻肌力（图3-5-3、图3-5-4）。

（2）关节活动度：评估踝关节跖屈、背伸关节活动范围（图3-5-5、图3-5-6），第一跖趾关节顺应性（图3-5-9）。

（3）肌肉柔韧性：评估小腿三头肌、胫骨前肌、足底筋膜柔韧性（图3-5-10、图3-5-11、图3-5-12），触诊胫骨后肌张力（图3-5-14）。

（4）稳定性：单腿站立、单腿提踵测试（图3-3-10、图3-5-15）。

（5）体态评估：观察足弓和跟骨位置状态，评估患者是否存在扁平足或高弓足、跟骨内外翻（图3-4-10）。

4. 热身技术

1）动态拉伸

◆ 手足前走（图3-1-49）

◆ 弓步向前（图3-1-50）

◆ 提踵抬腿向前走（图 3-1-51）

◆ 横向弓步（图 3-3-12）

2）肌肉激活

◆ 足趾控制训练（图 3-4-39）

◆ 跖脚走（图 3-5-16）

◆ 翘脚走（图 3-5-17）

5. 防护技术

1）肌内效贴

材料：肌内效贴。

作用：减轻疼痛、稳定足弓。

患者取自然体位，使用"X"形肌内效贴做痛点贴扎，以痛点为"X"形肌内效贴的锚点，其余各为以中等强度拉力向四周固定。再使用"Ⅰ"形肌内效贴，将锚固定于足副舟骨，以自然拉力沿胫骨后肌走行延伸（图 3-5-61）。

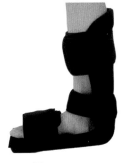

图 3-5-61

2）白贴

材料：白贴。

作用：改善足弓，增加足部内翻。

保持踝关节跖屈，白贴 1 锚在第一跖趾关节外侧，向后绕过足跟止于第五跖趾关节外侧（图 3-5-62）。白贴 2 锚在第一跖趾关节外侧，沿足底止于第五跖趾关节外侧，为了增加固定效果，可以沿着前 1 条白贴的下沿依次增加多条固定（图 3-5-63）。白贴 3 沿着白贴 1 覆盖固定（图 3-5-64）。白贴 4 锚在第一跖趾关节外侧，沿足背止于第五跖趾关节外侧（图 3-5-65）。

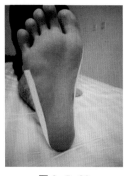 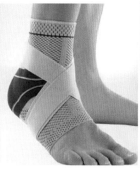 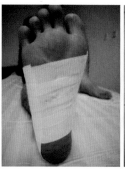 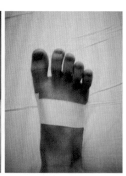

图 3-5-62　　　　　　图 3-5-63　　　　　　图 3-5-64　　　　　　图 3-5-65

3）护具

护具可提供缓冲，限制足踝左右活动，减轻踝关节受伤部位压力，加固踝关节和促进损伤的软组织痊愈的作用（图 3-5-52）。

6. 治疗方案

1）非手术治疗

急性期患者休息，给予局部支持带固定、保护；改变生活方式（即穿宽松舒适的鞋子，改变运动方式，避免剧烈活动）。

（1）药物治疗：肿痛明显者可遵医嘱口服非甾体抗炎药；少许利多卡因与曲安奈德混合液作痛点注射，但应慎用，长时间局部注射可影响胫后肌腱，并可诱发其出现功能不全，甚至断裂；非专业运动员可外敷新伤消肿散和二黄新伤止痛软膏。

（2）中医治疗：a. 手法。可用揉、揉捏法按摩小腿三头肌和胫骨后肌，手法自轻渐重，由浅及深。b. 中药熏洗。温通经络，药用伸筋草 30 g、透骨草 30 g、五加皮 20 g、延胡索 20 g、香附 15 g、三棱 20 g、莪术 20 g、桃仁 15 g、红花 15 g、苏木 10 g、白芷 15 g、艾叶 10 g、花椒 10 g、枳壳 15 g。煎汤熏洗患足，每天 1 次，每次 45 min。c. 针灸。舒经通络止痛，沿胫后肌走行部位，针刺足副舟骨痛点处及太溪、三阴交、漏谷等穴位，每天 1 次。

（3）物理因子治疗：根据局部肿胀、疼痛、粘连程度选择冲击波、超声波、短波、微波、低能激光、中频治疗，冷疗等。

（4）康复训练：具体训练如下。

①改善关节活动范围的训练。

◆ 足底筋膜松解（图 3-4-23）

◆ 泡沫轴滚压小腿三头肌（图 3-4-22）

◆ 泡沫轴滚压胫骨前肌（图 3-5-27）

◆ 小腿三头肌拉伸（图 3-1-72）

◆ 比目鱼肌拉伸（图 3-5-23）

◆ 胫骨后肌松解（图 3-4-24）

② 增强肌力的训练。

早期可选用以下动作：

◆ 臀桥（图 3-1-89）

◆ 蚌式开合（图 3-1-90）

◆ 足趾控制训练（图 3-4-39）

中期可选用以下动作：

◆ 弹力带抗阻踝跖屈（图 3-5-19）

◆ 弹力带抗阻踝背伸（图 3-5-20）

◆ 单腿臀桥（图 3-1-91）

后期可选用以下动作：

◆ 提踵（图 3-4-32）

◆ 屈膝提踵（图 3-4-34）

③ 协调与稳定性训练。

早期可选用以下动作：

◆ 踝 - 足趾协调训练（图 3-4-47）

◆ 踝对角线控制训练（图 3-4-49）

中期可选用以下动作：

◆ 前后脚站立（图 3-5-40）

◆ 单腿站立训练（图 3-3-32）

后期可选用以下动作：

◆ 闭眼单腿站立（图 3-4-51）

◆ 平衡垫上单腿站立（图 3-3-33）

◆ 平衡垫上燕式平衡（图 3-3-34）

训练中足副舟骨疼痛程度应在中等及以下；训练结束后患者应立刻冰敷踝部15 ~ 20 min。

2）手术治疗

保守治疗 6 个月以上且效果不理想、症状顽固的患者，则应针对性地择期手术。

七、跟痛症

跟痛症是运动系统常见的临床疾病，是以足跟刺痛为临床特征的一种常见慢性疾病，多见于站立工作者、运动员及中老年体型肥胖者，发病率高达10%，男性多于女性，男女比例约2∶1。跟痛症患者典型症状表现为足底内侧跖筋膜止点至跟骨内侧结节压痛，活动后加重，严重影响患者生活质量和行走功能。据报道，因足部疾病就诊的患者中约15%为跟痛症，而其中的73%由跟骨骨刺或跖底筋膜炎引起，80%的跟痛症患者与跖底筋膜炎有关；跖底筋膜炎和跟骨骨刺被分别认为是跟痛症的主要病理因素和生物力学因素。

1. 诊断

1）病史与症状

（1）患者通常无外伤史，非运动员个体中高体重指数者多见。

（2）患者长时间坐姿突然起身站立或者早起突然站立时疼痛加剧。

（3）患者由休息转为行走状态时，最初的几步较为明显，长时间负重疼痛加重。

2）体格检查

（1）足底内侧跟骨压痛。

（2）跖筋膜跟骨结节止点处压痛。

（3）跖趾关节背伸试验阳性。

（4）踝关节背伸活动受限。

3）影像学检查

（1）X线片：表现为跟骨骨质增生。

（2）MRI：表现为跖腱膜止点增厚和信号增高等。

2. 鉴别诊断

◆ 止点性跟腱炎

◆ 跟腱腱围炎

◆ 跟骨应力骨折

◆ 跖管综合征

◆ 全身性疾病

全身性疾病如全身性狼疮、痛风、强直性脊柱炎等，可做血液生化检查排除。

3. 功能测试与评估

（1）肌力：评估踝跖屈、背伸肌力（图3-5-1、图3-5-2）。

（2）关节活动度：评估踝关节跖屈、背伸活动度（图 3-5-5、图 3-5-6），第一跖趾关节顺应性（图 3-5-9）。

（3）肌肉柔韧性：评估小腿三头肌、足底筋膜柔韧性（图3-5-10、图3-5-12）。

（4）体态评估：观察足弓和跟骨位置状态，评估患者是否存在扁平足或高弓足、跟骨内外翻（图 3-4-10）。

4.热身技术

1）动态拉伸

◈ 手足前走（图 3-1-49）

◈ 弓步向前（图 3-1-50）

◈ 提踵抬腿向前走（图 3-1-51）

2）肌肉激活

◈ 弹力带抗阻踝背伸（图 3-5-20）

◈ 弹力带抗阻踝跖屈（图 3-5-19）

◈ 踮脚走（图 3-5-16）

◈ 翘脚走（图 3-5-17）

5.防护技术

防护重点：为足跟提供软支撑以及限制踝关节过度背伸。

1）肌内效贴

材料：肌内效贴。

作用：减轻疼痛，消除肿胀，维持和强化踝关节周围肌肉平衡，矫正异常足弓。

患者取俯卧位，踝关节跖屈，医者使用"Y"形肌内效贴，锚于跟骨底部及跟腱附着处，以自然拉力沿跟腱向上到腓肠肌肌腹下端，分开后以自然拉力分别沿腓肠肌外侧头和内侧头至股骨外上髁和股骨内上髁，先贴外侧后贴内侧（图 3-5-66）。

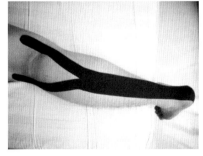

图 3-5-66

2）白贴

材料：白贴。

作用：缓解疼痛、缓冲足底冲击。

患者俯卧位屈膝，足跟部向上，踝关节保持功能位。白贴1以跟骨后方跟腱附着点为锚，向两侧牵拉固定（图3-5-67）。白贴2以跟骨底部为锚，向两侧牵拉固定（图3-5-68）。白贴3再次以跟骨后方跟腱附着点为锚，向两侧牵拉固定，只是与白贴1部分重叠，目的是包绕跟骨（图3-5-69）。白贴4模仿白贴3重复白贴2的贴扎，直到跟骨全部被包裹住。

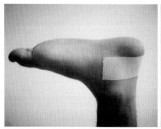 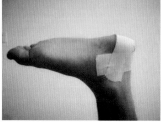 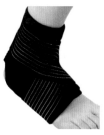

图3-5-67　　　　　图3-5-68　　　　　图3-5-69

2）护具

患者可使用矫形足弓垫，矫正和改善足底压力分布，改善下肢异常的生物力学特征（图3-5-70）。

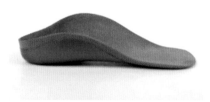

图3-5-70

6.治疗方案

急性期患者休息，给予局部支持带固定、保护。

1）非手术治疗

（1）药物治疗：肿痛明显者可遵医嘱口服非甾体抗炎药；使用少许利多卡因与曲安奈德混合液作痛点注射；非专业运动员可外敷丁桂活络膏。

（2）中医治疗：a. 手法。可用揉、揉捏法按摩小腿三头肌，松解足底筋膜，手法自轻渐重，由浅及深。b. 中药熏洗。采用活血化瘀、祛湿除痹类中药熏洗足部。药用川乌15 g、草乌15 g、桃仁15 g、红花15 g、川芎15 g、秦艽15 g、威灵仙20 g、独活15 g、桂枝20 g、海桐皮20 g、木瓜10 g、伸筋草25 g、透骨草25 g，加醋水煎熏洗足部，先熏后洗，早、晚各1次，每次不少于30 min。c. 针灸。行气通络、活血化瘀，主选阿是穴，配合承山、昆仑、阳陵泉、环跳、委中、绝骨等穴，行针5 min，中等刺激强度，以患者感觉酸、沉、胀为宜，针下得气为度，得气后取长约2.5 cm艾条，穿孔套在针柄上，点燃施灸，每灸1～2小段艾条。

（3）物理因子治疗：根据局部肿胀、疼痛、粘连程度选择冲击波、超声波、短波、微波、低能激光、中频治疗，冷疗等。

（4）康复训练：具体训练如下。

① 改善关节活动范围的训练。

◈ 足底筋膜松解（图3-4-23）

◈ 泡沫轴滚压小腿三头肌（图3-4-22）

◈ 泡沫轴滚压胫骨前肌（图3-5-27）

◈ 小腿三头肌拉伸（图3-1-72）

◈ 比目鱼肌拉伸（图3-5-23）

◈ 腘绳肌拉伸（图3-1-71）

◈ 足底筋膜伸展（图3-5-22）

② 增强肌力的训练。

早期可选用以下动作：

◈ 臀桥（图3-1-89）

◈ 蚌式开合（图3-1-90）

◈ 足趾控制训练（图3-4-39）

中期可选用以下动作：

◈ 弹力带抗阻踝跖屈（图3-5-19）

◈ 弹力带抗阻踝背伸（图3-5-20）

◈ 单腿臀桥（图3-1-91）

后期可选用以下动作：

◈ 踮脚走（图3-5-16）

◈ 翘脚走（图3-5-17）

◆ 提踵（图 3-4-32）

◆ 屈膝提踵（图 3-4-34）

③ 协调与稳定性训练。

早期可选用以下动作：

◆ 踝 – 足趾协调训练（图 3-4-47）

◆ 踝对角线控制训练（图 3-4-49）

中期可选用以下动作：

◆ 前后脚站立（图 3-5-40）

◆ 单腿站立训练（图 3-3-32）

后期可选用以下动作：

◆ 闭眼单腿站立（图 3-4-51）

◆ 平衡垫上单腿站立（图 3-3-33）

◆ 平衡垫上燕式平衡（图 3-3-34）

患者应控制训练强度；训练结束后立刻冰敷踝部 15 ~ 20 min。

2）手术治疗

严格保守治疗 6 个月无效或复发的患者可选择手术治疗；手术包括小针刀松解跖筋膜、开放手术切除跟骨骨刺、跖筋膜松解以及关节镜镜下跟骨骨刺切除、跖筋膜清理术等。

八、跖痛症

跖痛症是指前足横弓劳损或跖神经受压、刺激而引起的前足跖骨干及跖骨头跖面（即前足底部）疼痛的疾病，临床上分松弛性和压迫性。目前认为，跖痛症主要由步行过程中前足集中的局部应力负荷反复作用所造成。

1. 诊断

1）病史与症状

（1）跖痛症好发于中老年妇女及跑跳类运动员。

（2）前足跖面持续性灼痛，前足底有胼胝。

（3）承重或行走时前足阵发性放射痛，休息时可缓解。

（4）前脚掌可有肿胀。

2）体格检查

（1）跖骨头间隙跖侧压痛。

（2）足横弓松弛。

（3）有足部畸形（踇外翻、扁平足、高弓足或承受力线不正等）。

3）影像学检查

X线片：无异常或可见第1、2跖骨及楔骨间隙变宽，第1跖骨缩短、踝内翻畸形。

2. 鉴别诊断

◇ 跖间神经瘤病

◇ 跖骨疲劳性骨折

◇ 跖骨头坏死

◇ 痛风

◇ 跖板损伤

◇ 类风湿性关节炎

3. 功能测试与评估

（1）关节活动度：评估踝跖屈、背伸活动度（图3-5-5、图3-5-6），第1跖趾关节顺应性（图3-5-9）。

（2）肌肉柔韧性：评估小腿三头肌、足底筋膜柔韧性（图3-5-10、图3-5-12）。

（3）体态评估：观察足弓和跟骨位置状态，是否存在扁平足或高弓足、跟骨内外翻（图3-4-10）。

4. 热身技术

（1）动态拉伸

◇ 手足前走（图3-1-49）

◇ 弓步向前（图3-1-50）

◇ 提踵抬腿向前走（图3-1-51）

（2）肌肉激活

◇ 足趾控制训练（图3-4-39）

5. 防护技术

患者可使用抬高横弓的矫形鞋和横弓垫，以恢复和维持足弓。

1）白贴

材料：白贴。

作用：提供支持，缓冲震荡。

患者俯卧位屈膝，踝关节放在功能位。医者使用白贴，从第1跖趾关节处向前向内侧绕过跖趾底部，从第 1、2 趾中间绕出包裹第 1 趾，同时进行牵拉使第 1 趾内收和第 2 趾分离，白贴止于第 1 趾关节内侧（图 3-5-71），再从第 1 趾关节外侧反向包绕 1 圈。

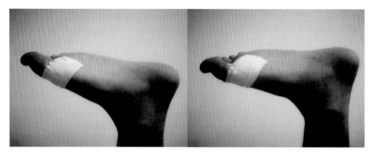

图 3-5-71

2）护具

患者可使用矫形足弓垫，矫正和改善足底压力分布，改善下肢异常的生物力学特征（图 3-5-70）。

6. 治疗方案

1）非手术治疗

（1）药物治疗：肿痛明显者可遵医嘱口服非甾体抗炎药；非专业运动员可外敷丁桂活络膏和郑氏舒活酊。

（2）中医治疗：a. 手法。可用揉、揉捏法按摩放松小腿肌肉，然后用拇指按压昆仑、太溪、承山等穴位。b. 针灸。行气通络、活血化瘀，根据局部情况选取阿是穴、承山、太溪、昆仑、三阴交、申脉、行间等。

（3）物理因子治疗：可使用冲击波、超声波等针对足底疼痛区域进行治疗。

（4）康复训练：急性期主要以足、踝部肌筋膜松解为主，疼痛缓解后逐渐加强足内在肌训练，尤其是维持足横弓的肌肉，同时也应调整患者步态，改善步态中跖骨区域的异常受力，避免应力集中。

训练中疼痛程度应控制在中等及以下；训练结束后患者应立刻冰敷踝部 15 ~ 20 min。

九、足底筋膜炎

足底筋膜炎以跟骨结节内下侧疼痛和压痛为主要特征，主要发病机制为机械负荷以及过度的应力导致跖筋膜撕裂，进而引起炎症。在跑跳运动项目中多见，如跳高、跨栏、足球等。

1.诊断

1）病史与症状

（1）足底筋膜炎主要由慢性劳损所致；长跑爱好者、长期穿高跟鞋、长时间站立或行走人群、肥胖人群等高发。

（2）跟骨结节内下侧疼痛。

（3）患者晨起或久坐后步行时初始几步疼痛严重，行走后缓解，但当行走距离过远时，疼痛再次加重。

（4）疼痛为间断剧烈刺痛，后期为持续性疼痛。

2）体格检查

（1）足跟内侧近跟骨内侧结节处有压痛。

（2）部分足弓降低或高弓足。

（3）部分跟腱紧张挛缩。

3）影像学检查

（1）X线片：可见跟骨下方明显骨质增生。

（2）超声检查：典型表现是跖筋膜增厚（＞4 mm），回声减低，但并不是所有的患者都存在上述表现。

（3）MRI：可见跟骨跖筋膜止点处的高信号，筋膜的增厚、部分撕裂和水肿。

2.鉴别诊断

◇ Baxter 神经卡压综合征

◇ 跟骨应力性骨折

◇ 骨髓炎

◇ Haglund 综合征

◇ 脂肪垫萎缩

◇ 自身免疫性疾病（类风湿性关节炎等）

3.功能测试与评估

（1）关节活动度：评估踝关节跖屈、背伸活动度（图 3-5-5、图 3-5-6），第一跖趾关节顺应性（图 3-5-9）。

（2)肌肉柔韧性:评估小腿三头肌、足底筋膜柔韧性(图 3-5-10、图 3-5-12)。

（3）体态评估：观察足弓和跟骨位置状态，是否存在扁平足或高弓足、跟骨内外翻（图 3-4-10）。

4. 热身技术

1）动态拉伸

◆ 手足前走（图 3-1-49）

◆ 弓步向前（图 3-1-50）

◆ 提踵抬腿向前走（图 3-1-51）

（2）肌肉激活

◆ 弹力带抗阻踝背伸（图 3-5-20）

◆ 弹力带抗阻踝跖屈（图 3-5-19）

◆ 弹力带抗阻踝内翻（图 3-5-18）

◆ 弹力带抗阻踝外翻（图 3-5-21）

5. 防护技术

患者平时应穿着较为松软的鞋子。

1）肌内效贴

材料：肌内效贴

作用：促进循环，减轻疼痛，消除肿胀，促进感觉输入，维持和强化踝关节周围肌肉平衡，矫正异常足弓。

患者俯卧位屈膝，医者使用"X"形肌内效贴，中间以最大拉力锚于足底筋膜跟骨的起点，各尾端以自然拉力延展。爪形肌内效贴锚于跟骨，以自然拉力沿足底向跖趾关节远端延展（图 3-5-72）。

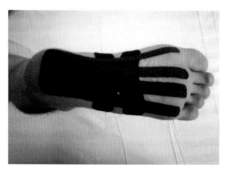

图 3-5-72

2）护具

患者可使用矫形足弓垫，矫正和改善足底压力分布，改善下肢异常的生物力学特征（图 3-5-70）。

6. 治疗方案

1）非手术治疗

（1）药物治疗：肿痛明显者可口服非甾体抗炎药；皮质类固醇注射（足底筋膜炎最常用的侵入性治疗之一，皮质类固醇注射治疗可以明显地缓解疼痛并抑制足底筋膜肿胀）；非专业运动员可外敷丁桂活络膏和郑氏舒活酊。

（2）中医治疗：手法。可用揉、揉捏法按摩小腿三头肌，手法自轻渐重，由浅及深；然后用拇指点按委阳、委中、承山、涌泉、跗阳等穴位。

（3）物理因子治疗：根据局部疼痛程度选择冲击波等治疗。

（4）康复训练：具体训练如下。

① 改善关节活动范围的训练。

◈ 足底筋膜松解（图 3-4-23）

◈ 泡沫轴滚压小腿三头肌（图 3-4-22）

◈ 泡沫轴滚压胫骨前肌（图 3-5-27）

◈ 小腿三头肌拉伸（图 3-1-72）

◈ 比目鱼肌拉伸（图 3-5-23）

◈ 腘绳肌拉伸（图 3-1-71）

◈ 足底筋膜伸展（图 3-5-22）

② 增强肌力的训练。

早期可选用以下动作：

◈ 臀桥（图 3-1-89）

◈ 蚌式开合（图 3-1-90）

◈ 足趾控制训练（图 3-4-39）

中期可选用以下动作：

◈ 弹力带抗阻跖屈（图 3-5-19）

◈ 弹力带抗阻背伸（图 3-5-20）

◈ 单腿臀桥（图 3-1-91）

后期可选用以下动作：

◈ 踮脚走（图 3-5-16）

◈ 翘脚走（图 3-5-17）

◈ 提踵（图 3-4-32）

◈ 屈膝提踵（图 3-4-34）

③ 协调与稳定性训练。

早期可选用以下动作：

◆ 踝 – 足趾协调训练（图 3-4-47）

◆ 踝对角线控制训练（图 3-4-49）

中期可选用以下动作：

◆ 前后脚站立（图 3-5-40）

◆ 单腿站立训练（图 3-3-32）

后期可选用以下动作：

◆ 闭眼单腿站立（图 3-4-51）

◆ 平衡垫上单腿站立（图 3-3-33）

◆ 平衡垫上燕式平衡（图 3-3-34）

2）手术治疗

非手术治疗 6 ~ 12 个月后仍持续疼痛，可考虑手术治疗；主要手术方式为跖筋膜松解术。